Aceites Esenciales

Una guía de aromaterapia y aceites esenciales

Lauren Lingard

Contenido

Introducción

Puede que seas nuevo en la aplicación de aceites esenciales, pero los aceites en sí no son ni mucho menos un concepto nuevo. La historia de los aceites esenciales está ligada a la nuestra desde antes de los tiempos bíblicos. Muchas culturas antiguas practicaban la extracción de los aceites de una planta para utilizarlos como primer tratamiento de enfermedades, así como para atender otras necesidades espirituales y físicas.

Los antiguos eran maestros de este conocimiento y tenían una mayor comprensión de las aplicaciones de los aceites esenciales de la que parece que tenemos incluso hoy en día. En sus escritos podemos leer que los usos iniciales de los aceites esenciales incluían el apoyo medicinal, aromático, terapéutico y espiritual para muchas culturas de personas.

Según The Essential Oils Academy, el uso más antiguo de los aceites esenciales tiene lugar durante los años 3000 a 2500 a.C. Aunque es cierto que los antiguos egipcios utilizaban muchos aceites para embalsamar, para usos culinarios, de belleza y espirituales, también hay pruebas de que China y la India utilizaban aceites esenciales aproximadamente en la misma época. Sabiendo que los egipcios estaban tan obsesionados con la belleza, no es difícil creer que Cleopatra, su legendaria y hermosa reina, hubiera utilizado aceites esenciales para mejorar sus tratamientos de spa. Los sacerdotes y las familias gobernantes del antiguo Egipto usaban costosos productos aromáticos, y varios de los muros de sus antiguos templos cuentan que extraían estos aceites de diversas plantas para utilizarlos en muchas aplicaciones. ¿Sabías que parte del tesoro encontrado en la tumba del rey Tutankamón incluía cincuenta frascos de alabastro tallados a medida para aceites esenciales?

Estos frascos debían tener un gran valor, porque los saqueadores de la tumba se llevaron los aceites y dejaron el oro enterrado con el rey.

A continuación, presentamos algunos ejemplos más de culturas antiguas y sus usos de los aceites esenciales:

- La cultura romana siempre ha estado influenciada por las tradiciones griegas, y su uso de los aceites esenciales para la aromatización y la salud no tenía rival. Tomaban varios baños diarios con los aceites esenciales más exóticos, y también se daban masajes que incorporaban aceites esenciales.

- China es conocida por su medicina tradicional china, y su uso de los aceites esenciales se ha fechado en torno al 2700 a.C. en el texto médico más antiguo que se conserva, escrito por Shannong, el padre de la medicina herbal china. Aún hoy, el mayor productor de aceites esenciales es China.

- Durante la Edad Media, la Iglesia Católica denunció el uso de los aceites esenciales como brujería, lo que obligó a los monjes de la época a mantener sus secretos de medicina vegetal en la seguridad de las sombras.

- Después de la Edad Media (aproximadamente de 1600 a 1800), los aceites esenciales experimentaron un resurgimiento de su popularidad, y en Alemania, Francia e Inglaterra se recetaron para una variedad de enfermedades. Según la Academia de Aceites Esenciales, las primeras pruebas de laboratorio registradas sobre las propiedades antibacterianas de los aceites esenciales tuvieron lugar en 1887. Esta prueba se llevó a cabo porque en ese año la tuberculosis estaba muy extendida, pero los trabajadores que procesaban las flores y las hierbas parecían estar libres de la enfermedad, lo que hacía pensar que los aceites y las esencias de las plantas les protegían.

- La Biblia se refiere a menudo a muchas plantas aromáticas; se dice que dos de los aceites más populares, el incienso y la mirra, fueron entregados como regalos después del nacimiento de Cristo. El origen de muchos de los usos modernos de los aceites esenciales se remonta a estos registros históricos.

- Avancemos rápidamente hasta el año 1910, en el que se produjo un acontecimiento histórico en el mundo de los aceites esenciales: Un químico cosmético francés llamado Rene-Maurice Gattefosse resultó gravemente herido durante una explosión en el laboratorio, lo que provocó una gangrena gaseosa en sus tejidos. Sumergió sus quemaduras en un gran recipiente de aceite de lavanda y, según los registros, ese único enjuague detuvo el deterioro de sus tejidos. Debido a este incidente, un hombre que antes no se interesaba por los aceites esenciales y sus capacidades curativas naturales, dirigió su atención hacia su estudio y los efectos que tenían al tratar a los soldados de la Primera Guerra Mundial que se recuperaban en los hospitales militares.

- Otros médicos franceses, como Jean Valnet, Pierre Franchomme y Daniel Pénoël, contribuyeron al estudio y uso continuado de los aceites esenciales. Valnet utilizó los aceites esenciales para combatir las infecciones en tiempos de guerra, y Franchomme, junto con Pénoël, dedicó tiempo a investigar y catalogar doscientos setenta aceites esenciales y sus propiedades medicinales. Su trabajo revigorizó el interés por la práctica de la aromaterapia, y su libro se convirtió en la principal obra de referencia para todos aquellos que investigan los beneficios médicos de los aceites esenciales.

- En la actualidad, los médicos de Inglaterra, Francia y Alemania suelen ofrecer a sus pacientes la posibilidad de elegir entre medicamentos recetados, aceites esenciales naturales o una combinación de ambos para tratar sus problemas de salud.

Los aceites esenciales han demostrado históricamente ser la primera línea de defensa del hombre en la medicina y han superado la prueba del tiempo. La reintroducción de los mismos ha inspirado nuevos estudios clínicos y nos ha proporcionado beneficios aún mayores. La práctica de la aromaterapia se está convirtiendo rápidamente en un poderoso recurso para muchos profesionales de la salud.

¿Para qué se pueden utilizar los aceites esenciales?

¡El cielo es el límite! Y con las nuevas investigaciones que se realizan constantemente, hay siempre nuevas aplicaciones que añadir. Los aceites esenciales son mucho más versátiles de lo que jamás hubieras imaginado.

Los aceites esenciales poseen una agradable fragancia, son de origen natural y pueden influir en cualquier aspecto de tu vida, desde la duración de tu vida hasta ayudar a tu estado emocional.

¿Cómo funciona?

Cuando se inhala una fragancia, las moléculas de ese aceite entran en la nariz a través del aire y son absorbidas por las membranas olfativas del interior de la nariz. Al ser estimuladas por las moléculas de olor del aceite, las membranas olfativas envían impulsos eléctricos al centro olfativo situado en el cerebro. Estos impulsos, a su vez, se envían al centro gustativo, a la amígdala y a los demás sistemas límbicos que se encuentran en el cerebro.

El sistema límbico está conectado con muchas otras partes del cerebro, y los aceites esenciales pueden tener una profunda influencia tanto fisiológica como psicológica. Algunos ejemplos de sistemas y síntomas que pueden mejorar con la utilización de los aceites esenciales son

- La presión arterial
- Niveles de estrés
- Desequilibrios hormonales
- Problemas respiratorios
- Ritmo cardíaco

Capítulo 1: La lista de aceites esenciales imprescindibles

Todos debemos empezar por algún sitio en nuestro viaje con los aceites esenciales, pero ¿por dónde empezar? Hay tantos para elegir que investigar y seleccionar los primeros puede ser una experiencia desalentadora. La verdad es que hay mucho que considerar a la hora de elegir tus aceites: A veces, incluso depende un poco de la aplicación para la que desea utilizarlo. Pero esta guía está pensada para ayudar a reducir las opciones y ofrecer algunas orientaciones tanto a los principiantes como a los expertos.

La verdad es que no se necesitan muchos aceites cuando se empieza. Si empieza con unos pocos aceites esenciales importantes, evitará sentirse abrumado tanto desde el punto de vista económico como olfativo.

Pero antes de entrar en la lista de los imprescindibles, quiero dedicar un momento a aconsejarte sobre cómo elegir tus aceites y fabricantes de aceites. Un aceite más barato puede parecer una buena forma de ahorrar unos cuantos dólares, pero ten en cuenta que siempre debes comprar un aceite 100% puro. En el mercado hay marcas que contaminan el aceite esencial con aditivos nocivos que no funcionarán como tú quieres y que incluso podrían acabar perjudicándote. Por desgracia, no todos los aceites esenciales son iguales.

Siempre hay que leer bien las etiquetas, porque los aceites esenciales falsos pueden ser fáciles de crear en un laboratorio sin una planta a la vista. Es posible que veas algunas sustancias químicas en los ingredientes o incluso propilglicol. Éstos estiran las esencias de las plantas para que las empresas puedan obtener un beneficio considerable con solo un poco de aceite, pero el resultado es que el cliente está utilizando un aceite que puede ser insalubre y groseramente manipulado.

Estos son algunos consejos para ayudarle a distinguir los aceites esenciales auténticos de los falsos:

1. **El color de la botella**. Los aceites auténticos siempre se guardan en una botella de color ámbar oscuro (o a veces azul cobalto). Si el aceite que tienes en la mano está en una botella transparente o de otro color, probablemente sea una falsificación.

2. **Composición de la botella**. Los aceites auténticos deben guardarse en un recipiente de cristal por dos razones muy importantes. En primer lugar, los aceites reales se derretirán en una botella de plástico y causarán un gran desorden al gotear por todas partes. En segundo lugar, una botella de cualquier material que no sea de vidrio, filtrará propiedades en el aceite que lo harán impuro. Hay que tener en cuenta que una tapa de plástico está bien cuando se fabrica específicamente con materiales seguros para los aceites esenciales. Sus aceites no se asientan contra esta tapa cuando se almacenan, por lo que se evitan posibles líos.

3. **Reductor de orificios**. Es el artilugio que se inserta en la apertura del frasco. Desempeña un papel importante porque lo último que quieres hacer es derramar todo el contenido sobre algo o verter demasiado del caro líquido accidentalmente. El reductor de orificio solo te permitirá acceder y contar una gota a la vez; también protege los aceites de un contacto excesivo con el aire que puede causar oxidación. Todo lo que no tenga reductor es probablemente un aceite falso.

4. **Los verdaderos aceites esenciales provienen de granjas muy recomendadas o son de origen silvestre.** La calidad del aceite proviene de las prácticas seguidas por la granja. Nunca deben utilizar pesticidas o productos químicos tóxicos. El uso de estos puede afectar enormemente a la pureza.

5. **Coste.** Si ves un precio económico, puedes apostar que el aceite es falso. La verdad es que los aceites esenciales puros cuestan más porque son puros y no están contaminados por productos químicos. Sigue el adagio de que si parece demasiado bueno para ser verdad, entonces probablemente lo sea.

6. **El olor.** Dentro de la misma marca de aceite esencial (por ejemplo, el de menta), puede notar que su segunda botella huele más fuerte o más débil que la primera. Este es un signo revelador de los productos de buena calidad, ya que la calidad de las plantas nunca puede controlarse en el campo. Si un lote huele exactamente igual que el siguiente de forma constante, es probable que se haya creado en un laboratorio y que sea falso. Los aceites esenciales cultivados en laboratorio olerán siempre igual.

7. **Una descripción en latín.** En la etiqueta de su aceite esencial debe figurar, además del nombre, la denominación latina de la planta de la que procede. Por ejemplo, si tienes un frasco de lavanda en la mano, también debería decir Lavandula angustifolia en alguna parte. Si falta el latín, lo más probable es que el aceite sea falso..

Investiga siempre y aprende un poco sobre la empresa a la que vas a comprar. Estuve cerca de un año analizando las granjas y empresas que crean aceites esenciales verdaderos y de calidad antes de entrar en mi propia práctica, y aunque te animo a que hagas lo mismo, esta guía te ayudará a agilizar ese proceso. Consulta siempre a tu médico si estás embarazada o bajo el cuidado de un médico antes de añadir aceites esenciales a tu rutina diaria.

Los mejores aceites esenciales para principiantes

Hoy en día hay cerca de un centenar de aceites esenciales a la venta, pero no es necesario ni mucho menos para empezar. Muchos obtienen buenos resultados cuando se limitan a una lista de algunos de los aceites más populares. Empieza con cinco de los aceites esenciales más populares y ve aumentando tus conocimientos sobre ellos. Las necesidades de cada persona son diferentes, por lo que las mejores opciones variarán de una persona a otra.

Lavanda (Lavandula angustifolia)

Si hay una opción número uno para su kit de aceites esenciales, ¡tiene que ser la lavanda! Esta planta es originaria de Francia, Utah e Idaho, y tiene tantos usos diferentes que no entiendo cómo se puede pasar sin ella. La lavanda se extrae por destilación al vapor de la parte superior de la planta en flor. Para producir una sola botella de aceite de lavanda (digamos, quince mililitros) se necesitan veinticinco pies cuadrados de plantas de lavanda.

La lavanda es una fragancia suave que desprende un aroma tranquilo y relajante, y según una prueba realizada en 2001 por la Universidad Kyoiku de Osaka, este aceite esencial reduce el estrés mental y la depresión. No sorprende que la lavanda sea el aceite esencial más utilizado en la actualidad. La aromaterapia promueve el uso de la lavanda por sus beneficios antibacterianos y antimicrobianos. Además, la lavanda tiene propiedades medicinales que favorecen las aplicaciones antifúngicas, antisépticas y antiinflamatorias para reducir las bacterias.

Este aceite universal también puede ayudar a la artritis, el asma, la bronquitis, la presión arterial alta y las infecciones respiratorias. Mucha gente difunde lavanda todas las noches para ayudar con el insomnio.

Menta (*Mentha piperita*)

Si tuviera que elegir mis cinco mejores aceites, la menta sería mi segunda opción. La planta de la menta piperita es originaria de América del Norte, Gran Bretaña y la zona del Mediterráneo. La menta se extrae por destilación al vapor de sus tallos y hojas.

El aceite de menta es extremadamente versátil y puede utilizarse de forma aromática, interna y tópica. Según el Dr. Josh Axe, doctor certificado en medicina natural, se ha demostrado que la menta tiene propiedades antimicrobianas, antioxidantes y antivirales. Además, la menta puede ayudar a reducir el dolor y los hematomas. Siempre que tengas un músculo dolorido o un hematoma por un entrenamiento o un momento de torpeza, puedes echar mano de tu botella de menta.

El uso del aceite de menta se ha documentado desde el año 1.000 a.C. y hoy en día se utiliza a menudo para los beneficios contra las náuseas, así como para calmar las irritaciones en el colon y el revestimiento gástrico. Muchos atletas descubren que cuando se aplica de forma tópica sobre sus músculos, la menta tiene un efecto refrescante que alivia el dolor de los músculos.

La menta se ha utilizado para el alivio tópico del dolor y ha ayudado a algunas personas con problemas de fibromialgia y dolor miofascial. La menta también ayuda a eliminar la congestión, la sinusitis, el asma, los resfriados, las gripes y otras dolencias respiratorias. Debido a sus beneficios respiratorios, el aceite de menta es muy eficaz para aliviar las alergias estacionales.

Otros usos del aceite de menta incluyen el control del apetito y la prevención de infecciones virales, dolores de cabeza y afecciones de la piel.

Al ser un aceite esencial fuerte, debe evitar el contacto con las membranas mucosas, las heridas recientes, los ojos o las quemaduras.

Limón (Citrus limon)

Las plantas cítricas nos proporcionan algunos de los mejores aceites esenciales que existen, y tratan una gran variedad de afecciones. El aceite de limón es uno de los más populares de la familia de los aceites esenciales de cítricos. Este aceite es muy versátil y aporta potentes propiedades antioxidantes.

Esta planta es originaria de California e Italia, y el método de extracción preferido consiste en el prensado en frío solo de la corteza. Dato curioso: ¡se necesitan tres *mil* limones para producir un kilo de aceite!

Si una persona necesita limpiar las toxinas de su cuerpo, el aceite esencial de limón puede utilizarse para depurar las toxinas y combatir las bacterias. Aparte de los beneficios para la salud, puede echar un poco en la colada o en el limpiador doméstico para obtener un refrescante olor a limpio en toda la casa.

Uno de los beneficios del limón es el alivio de las náuseas junto con las náuseas matutinas. Además, el limón puede ayudar a calmar los problemas digestivos, nutrir la piel y purificar el cuerpo. Si tienes alergias persistentes, este es el aceite esencial para ti, ya que ayuda a aliviar la tos y a reforzar el sistema inmunitario al mismo tiempo. El aceite esencial de limón también estimula el drenaje linfático, que a su vez elimina la acumulación de líquidos y disminuye la tos.

Árbol del té (Melaleuca alternifolia)

Este aceite es conocido por su capacidad para tratar heridas y por sus propiedades antisépticas. Es uno de los mejores aceites esenciales antibacterianos y procede de Australia. Este aceite se produce por destilación al vapor de las hojas de la planta. Aunque se trata de un aceite antiséptico muy potente, hay que tener en cuenta que este aceite en particular no es recomendable si se tienen perros o gatos porque es muy tóxico para ellos. La razón por la que menciono esto ahora (y en mayor profundidad en el capítulo 5) es que muchos productos de limpieza del hogar y productos cosméticos como champús, acondicionadores y detergentes para la ropa están empezando a incorporar este aceite en su lista de ingredientes. Si tienes mascotas en casa, debes ser consciente de los peligros potenciales que esto puede conllevar y comprobar siempre las etiquetas antes de comprar.

En entornos sin mascotas, el aceite de árbol de té puede aplicarse de forma tópica para curar infecciones de la piel, y se utiliza habitualmente para eliminar gérmenes, combatir infecciones y calmar afecciones cutáneas como el eczema y la psoriasis. Si tienes la piel sensible, ten en cuenta que puedes experimentar una reacción, y puedes reducir la potencia del aceite esencial diluyéndolo en una proporción de uno a uno con aceite de coco, aceite de canola o cualquier otro aceite portador (que se explicará en profundidad más adelante).

Sus propiedades antifúngicas hacen que este aceite pueda combatir afecciones como el pie de atleta, los hongos en las uñas de los pies y la tiña. Si los zapatos apestan, unas gotas en su interior pueden ayudar a disminuir el olor. También se han registrado casos en los que este aceite trata o elimina las verrugas con solo aplicar unas gotas directamente en la zona una o dos veces al día durante treinta días. Si quieres acabar con el olor de los pies, combina media cucharadita de aceite de coco con dos o tres gotas de aceite de árbol de té y masajea los pies.

El aceite del árbol del té también es eficaz para eliminar los piojos.

Si no tienes mascotas, puedes difundir el aceite del árbol del té en tu casa. El aceite del árbol del té no debe tomarse por vía oral por ningún motivo, ya que puede ser venenoso si se ingiere.

Naranja (Citrus sinensis)

Hasta ahora tu exposición al aceite de naranja se ha limitado probablemente a la cáscara del fruto de la naranja. Sin darse cuenta, es probable que hayas olido rastros de aceite de naranja en muchos de tus productos de limpieza y cosméticos domésticos. La planta es originaria de Estados Unidos,

Sudáfrica, Italia y China, y el proceso de extracción se centra en el prensado en frío de la corteza.

El aceite de naranja tiene propiedades inmunológicas y también se utiliza en muchos productos personales, como champús, lociones y enjuagues bucales. Entre los beneficios más importantes de este aceite se encuentran sus capacidades para mejorar la inmunidad y combatir el cáncer. Todos los aceites esenciales a base de cítricos pueden mejorar la seguridad de los alimentos, incluso impidiendo el crecimiento de la bacteria E. coli.

Este aceite se utiliza a menudo como remedio natural para la presión arterial alta, la hipertensión y la mala circulación. Además, el aceite de naranja puede ayudar al cuerpo a recuperarse de una inflamación y puede utilizarse para el dolor de huesos y articulaciones.

Si necesitas establecer un estado de ánimo más positivo, aumentar tu tolerancia al dolor, o si estás experimentando hinchazón o dolor muscular, busca tu botella de aceite esencial de naranja.

Los aromaterapeutas han utilizado el aceite de naranja durante muchos años como tranquilizante suave y antidepresivo natural. Al difundir el aceite de naranja por toda la casa, su inhalación puede levantar el ánimo y provocar la relajación. Prueba a inhalarlo justo después de la ducha nocturna para dormir bien.

Madera de cedro (Cedrus atlantica o Juniperus virginiana si es del cedro rojo oriental)

Los antiguos egipcios utilizaban la madera de cedro en sus prácticas de embalsamamiento, e históricamente en el Tíbet la madera de cedro se ha utilizado en la medicina tradicional y en el incienso. Los profundos tonos de la madera de cedro ayudan a calmar y purificar mediante su difusión o aplicación tópica.

El origen de la madera de cedro es Marruecos y Estados Unidos, y la extracción se realiza mediante la destilación al vapor de la corteza de la planta.

El aceite recogido de la corteza del árbol de cedro tiene beneficios antiinflamatorios, antifúngicos e insecticidas. La madera de cedro es muy versátil y puede ser útil para diversas aplicaciones, como la caída del cabello, las infecciones y el alivio del estrés. Incluso repele las polillas.

Si estás buscando un aceite esencial para añadir a tu botiquín, la madera de cedro es una gran opción. Entre sus propiedades antisépticas y su capacidad para aliviar la artritis, la madera de cedro también puede aliviar la tos, ayudar en la lucha contra el acné y ayudar a las personas con TDAH a concentrarse más eficazmente. La fragancia de la madera de cedro estimula la región límbica del cerebro, lo que afecta a la glándula pineal, que también puede crear melatonina para facilitar el sueño.

Debido a sus tonos amaderados, la madera de cedro es un ingrediente muy popular en muchos perfumes comerciales. La madera de cedro solo debe usarse externamente, ya que no es un aceite seguro para ingerir; puede causar graves problemas en el sistema digestivo.

Recuerda consultar siempre a tu médico antes de utilizar cualquier aceite, especialmente si estás embarazada o en período de lactancia.

Incienso (Boswellia carteri)

Este es uno de los aceites más caros, pero merece la pena por su precio, y lo recomiendo encarecidamente en cualquier kit de inicio de aceites esenciales. Estaba entre los tres regalos que los reyes trajeron para el niño Jesús, y en una época este aceite era más valioso que el oro. En la antigüedad, se creía que este aceite curaba cualquier dolencia conocida por el hombre.

La planta es originaria de Somalia y Yemen y se extrae por destilación al vapor de la goma y la resina de la planta.

Las propiedades medicinales del incienso incluyen ser un estimulante de la inmunidad, antidepresivo y antitumoral. Entre sus múltiples aplicaciones, el incienso se utiliza para combatir la depresión, el cáncer, las infecciones respiratorias y para estimular el sistema inmunitario.

Si nunca ha olido el incienso, es posible que le recuerde a una combinación de aromas de pino, madera y limón. Puedes utilizar el aceite de incienso inhalándolo o absorbiéndolo a través de la piel (normalmente mezclándolo con un aceite portador). En el caso de este aceite, un poco da para mucho; sin embargo, hay que saber que es tóxico y nunca debe ingerirse.

El incienso se utiliza a menudo para reducir el estrés y las emociones negativas, como la depresión y la ansiedad. Lo mejor de utilizar un aceite como éste es que no tiene efectos secundarios negativos como la somnolencia o la niebla mental.

De acuerdo con el Dr. Josh Axe, un estudio de 2012 encontró un compuesto químico natural en el incienso llamado AKBA que demostró ser exitoso en la destrucción de células cancerosas que se habían vuelto resistentes a la quimioterapia.

Además de los agentes que combaten el cáncer, el incienso también puede ayudar a prevenir los signos de envejecimiento y mejorar la memoria. Puesto que ayuda a reducir la temperatura corporal y proporciona un aroma calmante, el incienso también puede ayudar a conciliar el sueño más fácilmente.

Aunque no se conocen efectos secundarios asociados al uso externo del incienso, siempre hay que seguir los protocolos de seguridad de los aceites esenciales. No obstante, si tienes problemas de coagulación de la sangre, no debes utilizar el incienso, ya que se sabe que tiene efectos anticoagulantes. Si estás tomando medicamentos anticoagulantes, el incienso puede tener una reacción negativa cuando se añade a tu régimen de medicación.

Eucalipto globulus (Eucalyptus globulus)

Hay más de quinientas especies de eucaliptos, pero para esta lista he decidido incluir solo ésta. Los eucaliptos son nativos de Australia y otras islas cercanas, y el otro origen de esta planta es China.

Se sabe que este aceite es un poderoso agente antimicrobiano, y durante miles de años los indígenas australianos han utilizado estas hojas para desinfectar y cubrir heridas. Curiosamente, los eucaliptos se plantaron en muchas partes del norte de África para ayudar a detener la propagación de la malaria. El mejor método de extracción de este aceite es la extracción en frío con CO_2.

Se sabe que la medicina tradicional utilizaba el aceite de eucalipto para ayudar a aliviar el dolor, actuando como agente analgésico. Asimismo, se ha utilizado para reducir la inflamación y mejorar las afecciones respiratorias.

Gracias a estos beneficios y a su aroma fresco y natural, el aceite de eucalipto está presente en muchos productos comerciales, como ungüentos curativos, vapores, perfumes y productos de limpieza.

Si sufres afecciones respiratorias, disfrutarás de la eficacia del aceite contra la EPOC, el asma, la bronquitis, la sinusitis y el resfriado común o la gripe. Debido a que el aceite de eucalipto ayuda a estimular su sistema inmunológico, puede encontrar que su uso hace que sea mucho más fácil respirar cuando su nariz está congestionada. Al difundir el aceite, el eucalipto puede ayudarle a dormir cuando le cuesta respirar por la nariz tapada.

¿Tienes alergias estacionales? Este aceite se utiliza a menudo para aliviar esos síntomas, incluidos los dolores de cabeza y musculares. También puede utilizarse para aliviar las picaduras de insectos.

También puede añadir gotas de eucalipto mientras limpia su casa. Como tiene propiedades antimicrobianas, puede proporcionar protección contra bacterias, virus y hongos. Ojalá nunca sufras una infestación de ratas, pero por si acaso, el aceite de eucalipto puede solucionarlo. Solo tienes que añadir veinte gotas de aceite de eucalipto a una botella de spray llena de agua corriente y aplicarla en las zonas que puedan atraer a las ratas. Sin embargo, ten cuidado si tienes gatos; el eucalipto también puede ser irritante para ellos.

Si tienes la piel sensible, debes utilizar la práctica de diluir el aceite de eucalipto con un aceite portador antes de aplicarlo a tu piel. Como el área facial puede ser especialmente sensible, debes evitar usarlo en cualquier área facial en su forma pura. También puedes difundirlo, pero como muchos otros aceites esenciales, no es seguro para uso interno.

Geranio (Pelargonium graveolens)

Los antiguos egipcios utilizaban este aceite esencial para embellecer la piel, aliviar la ansiedad y curar las afecciones cutáneas. Es un aceite de olor dulce que puede afectar al levantamiento de los estados de ánimo problemáticos, a la disminución de la fatiga y al bienestar emocional.

El origen de esta planta es Egipto y la India, y el método de extracción es la destilación al vapor de las flores y las hojas de la planta.

Sus propiedades medicinales incluyen ser antioxidante, antiinflamatorio y antibacteriano. Este aceite puede utilizarse de forma tópica, pero se recomienda utilizar un aceite portador y asegurarse de evitar la zona de los ojos si se aplica en la cara.

El aceite esencial de geranio alivia el estrés, ayuda a aliviar la depresión y la inflamación, mejora la circulación y reduce la presión arterial. Actualmente hay estudios que demuestran el efecto del aceite de geranio en enfermedades neuroinflamatorias como el Alzheimer. De momento, el estudio ha sugerido que el aceite de geranio podría ser beneficioso para prevenir el Alzheimer y la demencia. En otras pruebas, los científicos están estudiando los efectos del aceite de geranio sobre el herpes zóster.

Puedes añadir unas gotas de aceite de geranio a tu champú, acondicionador o jabón corporal para proporcionar un olor dulce y persistente después de la ducha.

¿Quieres hacer aceite de geranio en casa? Solo necesitas unas cuantas hojas de una planta de geranio (cuantas más utilices, más fuerte será la fragancia). Lava completamente las hojas y sécalas en un paño limpio. Una vez que las hojas se hayan secado, utiliza un mortero para machacarlas hasta que queden completamente trituradas y deja que reposen durante unas horas. Después, agrega un aceite portador, como el de coco o el de jojoba, a las hojas machacadas. Cubra la mezcla y déjela reposar durante dos semanas en un lugar fresco y seco. Lo primero que notarás es el agradable aroma de tu aceite recién hecho. Para terminar, escurre las hojas y guárdalas en un recipiente de cristal hermético.

Manzanilla alemana (Matricaria recutita)

Los dos tipos de manzanilla que se aplican en los medicamentos actuales son la manzanilla alemana y la manzanilla romana (véase más abajo). Las plantas de manzanilla alemana son originarias de Egipto, Hungría, Utah e Idaho, y el método de extracción es la destilación al vapor de las flores de la planta.

Los egipcios dedicaban festivales a esta planta por sus propiedades curativas, y los alemanes han utilizado la manzanilla durante siglos para aliviar los problemas digestivos. Casi todas las culturas han utilizado esta hierba medicinal para combatir distintos males, como la inflamación, las alergias y el dolor general. Si alguna vez te has sentido mal y te has preparado una taza de té de manzanilla, sabrás que puede ayudarte con la ansiedad, la depresión y el insomnio.

El aceite esencial de manzanilla también se puede utilizar en casa para calmar las afecciones de la piel y proporcionarle una fuente de antioxidantes que puede crear una mejor función inmunitaria. Este aceite también puede ayudar a la salud del hígado y la vesícula biliar.

Este aceite esencial puede difundirse, añadirse al agua o a los alimentos, o aplicarse de forma tópica, ya que es uno de los aceites más suaves utilizados en aromaterapia. Incluso puede utilizarlo en la bañera. Simplemente añade cinco gotas de cada uno de los aceites de manzanilla y bergamota en la palma de la mano y frótalo en los músculos. Sumérgete en la bañera durante al menos quince minutos para maximizar los beneficios y saldrás con la mente calmada y los músculos aliviados.

Manzanilla romana (Anthemis nobilis)

Este es otro aceite esencial que recomiendo a los principiantes que busquen. Las plantas de manzanilla romana son originarias de Francia y Utah, y el aceite se produce mediante la destilación al vapor de la sumidad florida.

Sus propiedades médicas incluyen ser un relajante, un antiinflamatorio, un antiparasitario y un antibacteriano. Se pueden obtener beneficios de este aceite difundiéndolo en casa o aplicándolo tópicamente sobre la piel.

Su fragancia promueve un efecto calmante y relaja al individuo, ayudando a combatir la ansiedad, la depresión, el TDAH y el insomnio. Si necesitas calmar tus nervios, el aceite esencial de manzanilla romana puede ser una excelente herramienta para ti. Difundiendo y exponiéndose a este tratamiento de aromaterapia, debería ver una mejora en la calidad del sueño. Si sufres de insomnio, esto puede ayudarte a experimentar un estado más reparador al ayudarte a sentirte tranquilo y somnoliento.

Además de sus efectos calmantes, este aceite también puede ayudar a aliviar las alergias, reducir los síntomas del síndrome premenstrual y aliviar los dolores artríticos.

La manzanilla romana puede aplicarse sobre la piel, difundirse o tomarse internamente y tiene un aroma dulce y fresco, parecido al de la manzana. Al tratarse de uno de los aceites más antiguos y versátiles, tiene una larga historia de uso para tratar multitud de afecciones.

Romero (Rosmarinus officinalis CT Cineole)

La planta del romero se remonta al año 500 a.C. y es originaria de Francia, Asia y Estados Unidos. El romero se utilizaba para proteger a la gente durante la peste del siglo XV, se quemaba como incienso y, en un momento dado, incluso se creía que alejaba al diablo.

La forma de extracción del aceite de romero consiste en utilizar vapor para destilar el aceite de las hojas. El romero se aplica para aliviar enfermedades infecciosas, afecciones hepáticas, hepatitis, acné, Alzheimer e infecciones de garganta o pulmón.

El aroma del romero es amaderado, y algunos lo describen como una combinación de pino, limón y alcanfor. Aunque el romero se identifica más a menudo como utilizado para cocinar, también tiene usos terapéuticos que ayudan a proteger el hígado. Es antiinflamatorio, antifúngico, antibacteriano, anticancerígeno y antidepresivo.

Además de tener un sabor y una fragancia agradables, el romero se utiliza a menudo para aliviar el dolor, la inflamación, los dolores gastrointestinales, los problemas respiratorios y la ansiedad. Si estás tomando una medicación para la presión arterial alta, se aconseja que no utilices el romero.

Rosa *(Rosa damascena)*

Las rosas proporcionan algo más que una declaración de amor a su pareja y un olor agradable y fragante. La planta es originaria de Bulgaria y Turquía y el proceso de destilación de los pétalos de la rosa implica dos pasos diferentes. Un médico árabe llamado Avicena (c. 980-1037 d.C.) fue el primero en destilar aceite de rosas e incluso escribió un libro sobre la curación que produce su uso.

El aceite de rosas puede mejorar la salud general de la piel, las alergias, los sentimientos de tristeza y la tensión nerviosa. Además, el aceite de rosa puede ser antiinflamatorio, anti VIH, anti envejecimiento y antioxidante. En la industria cosmética, el aceite de rosa se ha utilizado para reducir las cicatrices, las arrugas, el acné y otras afecciones de la piel.

Una vez que huelas el aceite de rosa, nunca olvidarás su rico aroma floral que recuerda a algo dulce y picante a la vez. Por eso este aceite se utiliza en tantos perfumes del mercado actual.

El aceite de rosa tiene la capacidad de mejorar el estado de ánimo y puede ayudar a combatir la depresión y la ansiedad. A menudo, este aceite esencial se utiliza para aliviar el dolor asociado a los periodos menstruales o para estimular la libido.

Puede utilizar este aceite esencial de forma tópica o aromática, pero no se aconseja su uso interno.

Pimienta negra *(Piper nigrum)*

Aunque históricamente la pimienta negra era utilizada por los antiguos egipcios para la momificación, hoy en día utilizamos este aceite para otros fines valiosos. Esta planta es originaria de Madagascar, Sri Lanka, Inglaterra y la India, y la esencia se extrae por destilación al vapor del fruto de la planta. Hay una segunda forma, más preferida, de extraer este aceite, que es mediante la extracción con CO2. Este segundo método garantiza que productos químicos como el etanol y el hexano queden fuera del procesamiento del aceite.

Las aplicaciones de esta planta van mucho más allá de una pizca de pimienta en nuestros huevos matutinos; las investigaciones han señalado posibles beneficios para mejorar la circulación y mucho más. El componente más activo de la pimienta negra es la piperina, que ha demostrado tener posibles propiedades anticancerígenas.

Se sabe que la pimienta negra estimula el metabolismo, lo que la convierte en una excelente herramienta para combatir la obesidad, pero los beneficios no se quedan ahí. Este aceite esencial también se utiliza para la artritis, los dolores nerviosos y musculares y la fatiga.

Este aceite esencial puede tomarse internamente, inhalarse o aplicarse tópicamente. Existe un beneficio adicional para quienes intentan dejar el hábito del cigarrillo, ya que el aceite de pimienta negra puede ayudar a los fumadores a reducir sus ansias de fumar, así como la ansiedad causada por la abstinencia de la nicotina. El mejor método para reducir las ansias de nicotina es difundir el aceite o inhalar directamente del frasco cuando aparezca el deseo.

Es de esperar que tenga un aroma cálido, picante y almizclado y que cree una sensación de calor. Puedes utilizarlo con un aceite portador como el de coco, el de jojoba o el de almendras. Si necesitas aumentar la circulación y el flujo sanguíneo en una zona, solo tienes que añadir de tres a cinco gotas de aceite de pimienta negra a una compresa caliente y aplicarla en la zona lesionada. Esta aplicación también es válida para las lesiones musculares y la tendinitis.

Capítulo 2: ¿Qué es la aromaterapia?

Se cree que la práctica de la aromaterapia tiene sus raíces en las antiguas ceremonias religiosas de quemar agujas, cortezas y hojas aromáticas.

Asimismo, algunas tribus aprendieron que añadir flores y plantas a la carne mientras se cocinaba al fuego añadía más sabor a su comida. A través de la experimentación, descubrieron que ciertas plantas, mezcladas con grasa, curaban sus heridas con mayor eficacia que la grasa sin aroma. Esto fue probablemente el comienzo de nuestras modernas lociones corporales perfumadas. El usuario probablemente descubrió que cambiaba sus emociones para mejor.

Tenemos mucho que agradecer a nuestros antiguos ancestros. Su curiosidad y experimentación al combinar una cosa con otra acabó siendo la base de la aromaterapia moderna.

La aromaterapia se ha convertido en uno de los pilares más importantes de la medicina alternativa, y se define como el uso de aceites naturales que se extraen de flores, cortezas, tallos, raíces y hojas para mejorar el bienestar físico y psicológico.

Por supuesto, la investigación sobre la eficacia de la aromaterapia tiene sus límites, y a veces se discute dentro y fuera de la comunidad de la salud holística. Los aceites afectarán a cada persona de forma diferente, y depende de ella discernir los beneficios para la salud de la utilización de los aceites esenciales y experimentar con diferentes métodos de aplicación para encontrar el que mejor se adapte a ellos. Es importante comprender que la curación holística que aporta la aromaterapia se sitúa en la línea entre el arte y la ciencia, y puede mejorar tanto la salud física como la mental. El tratamiento con aromaterapia puede aplicarse de las siguientes maneras:

- Difusores

- Pulverizadores aromáticos

- Inhaladores

- Sales de baño

- Aceites, cremas o lociones corporales de aplicación tópica o para masajes

- Vaporizadores faciales

- Compresas calientes y frías

Si sufres de ansiedad, depresión, insomnio o problemas de salud crónicos, ¿por qué no ibas a querer darle una oportunidad a la aromaterapia? La aromaterapia tiene una gran oferta de beneficios. Siempre que utilices los aceites esenciales de forma responsable, pueden tener un impacto muy positivo en tu salud y bienestar.

¿Qué es un aromaterapeuta?

Un aromaterapeuta es una persona formada en la capacidad de combinar aromas para conducir al cliente hacia una mejor salud física. Con su ojo para el detalle en el arte y la ciencia de la combinación de aceites, crearán un régimen para ti en respuesta a las preguntas sobre tu salud y estilo de vida. Al hacerlo, te ayudarán a controlar tus síntomas adaptando las opciones de aceites a tus necesidades específicas.

Un programa personal de aromaterapia podrá funcionar junto con cualquier cuidado o tratamiento médico que ya esté recibiendo. Solo asegúrate de hablar con tu médico antes de comenzar cualquier sesión de aromaterapia.

Difusión

La mejor manera de utilizar los aceites esenciales es en un difusor. ¿Quieres calmarte después de un día agitado en el trabajo? Llena tu difusor con agua y añade aceites de lavanda y menta. Esta combinación puede proporcionarle una agradable sensación de calma después de un día duro.

En cambio, si acabas de empezar el día y necesitas motivarte, busca un buen olor a cítricos como la naranja.

Creo que es importante mencionar que hay diferentes maneras de difundir, y el más eficaz (además de la inhalación directa de la botella y / o un difusor ultrasónico) es el uso de un difusor de aire frío.

Muchas personas no se dan cuenta de los venenos que ponen en sus casas cuando utilizan dispositivos ambientadores enchufables. Estos no solo están llenos de productos químicos nocivos, sino que pueden ser peligrosos para las mascotas (por no hablar de los riesgos de incendio). No puedo entender por qué la gente los usa cuando hay aceites esenciales perfectamente buenos que huelen muy bien y tienen beneficios para la salud y el bienestar.

Existe una poderosa conexión neurológica entre el olor y la memoria. Intenta recordar cuando estabas sentado en la cocina de tu madre cuando eras un niño. ¿Puedes recordar el olor de las galletas de chocolate que se estaban horneando? ¿Puedes recordar los colores de las paredes, el delantal que llevaba tu madre o la emoción de poder lamer la cuchara? Aunque no existe un aceite esencial de galletas de chocolate, aromas como la canela, el orégano y la albahaca pueden traerle recuerdos como éste. Asimismo, al difundir nuevos olores o combinaciones, podrás construir nuevos recuerdos y experiencias positivas. Si asocias el olor de la lavanda con la calma, puedes utilizar ese vínculo olor-memoria para calmarte más tarde de un estado de ansiedad, poniendo lavanda bajo tu nariz. Esta es otra razón por la que la aromaterapia y la difusión pueden ser un método de curación tan eficaz.

Inhalación directa

Simplemente abre un frasco del aceite esencial que hayas elegido e inhala. Si el aroma es demasiado potente para inhalarlo directamente, pasa la mano por encima del orificio del frasco para diluirlo. También puedes poner unas gotas de aceite en la palma de las manos, frotarlas y ponerlas suavemente sobre la nariz y la boca para inhalar el aroma. Incluso puedes poner unas gotas en agua caliente (no hirviendo) e inhalar el vapor producido.

Ventilador de aire frío

Un ventilador de aire frío difunde el aroma soplando aire frío a través de una almohadilla de aceite esencial. Esto libera las moléculas de los aceites esenciales en el aire que le rodea.

Difusores ultrasónicos

Este tipo de difusor combina las diversas ventajas de un purificador de aire, un humidificador y un difusor de aromaterapia. Funciona tomando una mezcla de agua y aceites esenciales y dispersándolos en el aire. Estos difusores suelen tener una desconexión automática cuando la unidad se ha quedado sin agua, y puedes experimentar tu sesión de aromaterapia mientras duermes. Asegúrate de utilizar agua destilada o purificada, ya que las vibraciones ultrasónicas también vaporizarán las impurezas del agua y harán que se inhalen también.

Spritzer aromático

Esta forma de aromaterapia utiliza una combinación de aceites esenciales y agua. Los spritzers son una forma fácil de llevar varios aceites contigo, y puedes utilizarlos para refrescar el aire de una habitación, reducir los olores indeseables en el aire, calmar rápidamente los estados emocionales y purificar nuevos lugares como las habitaciones de hotel.

En lugar de utilizar esos ambientadores comerciales tan recargados, prepara un pulverizador para tu coche. Con todo el estrés que supone volver a casa después del trabajo, es posible que te sientas cansado y agotado; un pulverizador de aromaterapia puede aportar algo de energía positiva y hacer que tu viaje al trabajo sea una experiencia más feliz.

Los spritzers aromáticos son fáciles de hacer. Solo tienes que añadir de 5 a 8 gotas de un aceite esencial o de 3 a 4 gotas de varios aceites esenciales por cada onza de agua. Añade todo esto a una botella de vidrio para aromaterapia que puedes encontrar en línea o en tu tienda local de salud. Agita antes de usarlo.

Inhaladores de aromaterapia

Gracias a la comodidad de Internet, puedes comprar estos inhaladores ya hechos, o comprar envases vacíos para hacerlos tú mismo.

Resultan muy prácticos porque son de pequeño tamaño y lo suficientemente discretos como para meterlos en el bolsillo. Los palos inhaladores contienen una mecha en su interior destinada a contener aceites esenciales. Esta mecha está contenida y rematada con un tapón que facilita su colocación en la nariz. Coloca la varilla inhaladora en tu fosa nasal y respira profundamente.

Inhaladores de aromaterapia fáciles de hacer

1. ¿Alergias? En una mecha en blanco, añade una gota de cada uno de los aceites esenciales de limón, lavanda y menta.

2. ¿Necesitas dormir? Añade una sola gota de los aceites esenciales de canela, limón y pomelo.

3. ¿Ansiedad? Todos tenemos esos días. Prueba a añadir una gota de cada uno de los aceites esenciales de lavanda, ylang-ylang y sándalo para aliviar tus preocupaciones.

4. ¿Dolores de cabeza? Utiliza una gota de cada uno de los aceites esenciales de menta, romero y lavanda.

5. ¿Problemas de sinusitis? Añade una gota de árbol de té, otra de eucalipto y otra de menta.

Sales de baño

Existe algo relajante en una bañera de sales de baño rebosantes de aceites esenciales. Es hora de aliviar el estrés y posiblemente la presión arterial mientras se disfruta de un baño caliente. Avanza hasta el capítulo tres para ver un par de mis recetas favoritas para hacer mis propias sales de baño, pero siéntete libre de experimentar y utilizar algunos de tus aceites favoritos.

Aceites y lociones corporales

Es bastante fácil crear lociones caseras con aceites esenciales. Lo mejor es que puedes personalizarlas con cualquier aroma que te guste. En el capítulo tres he incluido instrucciones para hacer mi favorita, ¡la loción de menta!

Vaporizadores faciales

Una forma de utilizar los aceites esenciales que a menudo se pasa por alto es a través de la vaporización facial. Esta práctica se remonta a los tiempos del antiguo Egipto.

Si añades aceites esenciales a tu vaporizador facial, mejorarás tu régimen de belleza. Podrás suavizar tu piel y disfrutar de muchos otros beneficios. Puedes utilizar los vapores en cualquier tipo de piel, pero si tienes la piel sensible, rosácea o quemada por el sol, probablemente deberías evitar el uso de un vaporizador.

¿Qué aceites esenciales deberías usar?

- **Aceite del árbol del té**. Se utiliza para las infecciones de los ojos y los oídos, los poros obstruidos, incluidos los puntos blancos y los puntos negros, los resfriados, el dolor de garganta, el acné y las erupciones.

- **Aceite de limón**. Ayuda contra las alergias, la piel grasa y las manchas de la piel.

- **Aceite de lavanda**. Calma y embellece la piel.

- **Aceite de menta**. Eficaz para aliviar las migrañas, los dolores de garganta, las dificultades para respirar, las alergias, las narices y los senos nasales obstruidos, los resfriados, la tos y las gripes.

- **Aceite de eucalipto**. Capaz de combatir todo lo mencionado anteriormente para la menta.

- **Aceite de geranio**. Utilizado como embellecedor de la piel, ayuda en el tratamiento del acné hormonal y quístico, y limpia los poros obstruidos.

- **Aceite de pachulí**. Este aceite aportará calma a tu cuerpo.

- **Aceite de naranja**. Puede ser eficaz para calmar el malestar estomacal.

Si quieres estar más al día que el viejo tazón de mezclas, hay un montón de vaporizadores faciales en el mercado y se pueden encontrar en línea y en muchos de sus minoristas locales.

Ten en cuenta que también puedes utilizar combinaciones. La lavanda y la manzanilla romana es una combinación excelente para usar justo antes de acostarse. Ambos aceites tienen efectos calmantes y le ayudarán a conciliar el sueño más fácilmente.

Tipos de piel

A continuación, he añadido algo de información sobre los distintos tipos de piel y los aceites que mejor funcionan con ellos.

Piel seca

Algunas personas tienen naturalmente la piel seca, y puede ser estacional o depender del clima. Los principales aceites esenciales para la piel seca son el sándalo y el incienso. La lavanda aportará propiedades hidratantes y antiinflamatorias que ayudarán a tu piel a repararse mediante la hidratación. Por último, la manzanilla alemana contiene camazuleno, que disminuye la inflamación y aumenta la hidratación.

Pieles grasas

La piel grasa es irritante y a nadie le gusta lidiar con ella. La buena noticia es que existen aceites que facilitan su control. Entre los factores que agravan la piel grasa se encuentran la humedad, el calor y las hormonas. Puede parecer extraño contemplar el uso de aceites para hacer que tu piel sea menos grasa, ¡pero estos te ayudarán! El romero posee ingredientes vitales que ayudan a evitar que se produzca un exceso de grasa. Además, el uso de salvia sclarea es otro aceite popular para combatir y controlar la sobreproducción de grasa.

Piel sensible

Si sufres de piel sensible, debes utilizar siempre aceites que aporten propiedades nutritivas y reparadoras. Los mejores aceites para la piel sensible son el sándalo y el incienso. El sándalo tiene excelentes propiedades antiinflamatorias y puede aportar hidratación; por eso es un ingrediente popular en los lavados faciales y las cremas de afeitar. El incienso es cicatrizante y ayuda a tratar los problemas de la piel para conseguir un cutis más uniforme.

Ejemplo de vapor facial con aceites esenciales

Ingredientes:

- 4 tazas de agua hirviendo

- 2 gotas de aceite de lavanda

- 2 gotas de aceite de árbol de té

Direcciones:

1. Lávate la cara antes de un vapor facial.

2. Añade el agua hirviendo a un recipiente grande a prueba de calor sobre una mesa en un lugar cómodo donde puedas sentarte y relajarte.

3. Añade los aceites esenciales al agua justo antes de estar preparado para la sesión, ya que empezarán a evaporarse en cuanto toquen el agua.

4. Crea una tienda de campaña sobre tu cabeza, hombros y el cuenco utilizando una toalla de baño. Mantén la cara a una distancia de entre 30 y 45 cm del cuenco para evitar quemarse con el vapor ascendente. Si te acercas demasiado al contenido, puede aumentar el flujo sanguíneo y romperse los capilares. Ten cuidado.

5. Es hora de relajarse. Cierra los ojos y respira profundamente. Disfruta de los beneficios durante 5 a 10 minutos o hasta que el agua se enfríe.

<u>*Mezclas opcionales:*</u>

Puedes cambiar los aceites en el vapor facial anterior para obtener diferentes beneficios.

- Utiliza dos gotas de eucalipto y lavanda para obtener beneficios respiratorios.

- Utiliza dos gotas de limón y geranio para limpiar tu piel.

- Utiliza dos gotas de incienso y manzanilla romana para calmar el cuerpo.

Beneficios añadidos de un vapor facial

- **Mayor circulación.** El vapor caliente dilatará los vasos sanguíneos proporcionando un fuerte flujo de sangre y oxígeno a través de su sistema circulatorio.

- **Libera las bacterias que causan el acné**. La piel atrae la suciedad, la mugre y las bacterias, provocando la obstrucción de los poros y la formación de acné. Como el vapor ayuda a desobstruir los poros, reducirá la frecuencia y la gravedad del acné.

- **Libera la congestión de los senos nasales**. Si estás enfermo, los vapores faciales te aliviarán los síntomas de la tos o el resfriado.

- **Proporciona limpieza**. Naturalmente, el vapor hará que tu cuerpo sude, lo que abrirá tus poros, purgará las toxinas y dará a tu piel un brillo saludable.

- **Es calmante**. No hay nada mejor que tomarse unos momentos para experimentar un relajante tiempo de inactividad. Añade lavanda para añadir una sensación de calma y serenidad a tu vapor.

Compresas calientes y frías

Las compresas son un tratamiento básico que consiste en doblar un trozo de material, como un paño o una toalla pequeña, en una almohadilla improvisada y mojarla con agua caliente o fría, según el tratamiento deseado. Estas compresas ayudan a aliviar el dolor muscular, a aumentar la circulación, a aliviar la acumulación de líquidos y a reducir el dolor de cosas como los esguinces.

Compresas calientes

Por lo general, se utilizan para tratar el dolor muscular, las lesiones antiguas, los dolores menstruales y los dolores de muelas. Utiliza agua caliente, tan caliente como puedas soportar pero con cuidado de no quemarte, y añade cuatro gotas del aceite esencial que hayas elegido. Utiliza tu material doblado y colócalo sobre el agua, dejando que lo absorba. Escurre el exceso de agua y coloca la compresa sobre la zona a tratar.

Puedes cubrir la compresa con un pañuelo de papel u otra toalla para ayudar a mantenerla en su sitio. Si estás intentando tratar algo en un lugar incómodo, puedes envolverla ligeramente con una venda para mantenerla en el lugar deseado.

Compresas frías

Se utilizan para lesiones recientes como esguinces, hematomas, hinchazón y dolores de cabeza. Las compresas frías se hacen de la misma manera que las calientes, utilizando hielo o agua refrigerada en lugar de agua caliente. Vuelve a aplicarlas cuando se hayan calentado a la temperatura de tu cuerpo. Si utilizas hielo, puedes aplicar tu aceite esencial con un portador y luego proceder al hielo.

Mis aceites típicos para usar cuando estoy tratando una lesión son la menta y la lavanda, pero dependiendo de lo que estés tratando de lograr, tienes un montón de aceites esenciales para elegir.

Capítulo 3: Usos creativos de los aceites esenciales

En el último capítulo hablé de la aromaterapia y de la difusión, pero hay más formas de utilizar los aceites esenciales además de inhalarlos. Los beneficios de la aromaterapia no se limitan al poderoso vínculo neurológico olor-memoria. A continuación, presentamos otras formas creativas de utilizar los aceites esenciales:

- ¿Tienes residuos de etiquetas? ¡Frota para eliminar esos restos pegajosos! Aplica un par de gotas de aceite esencial de limón y limpia los restos.

- Da brillo al cabello seco. ¿Quién no quiere que su cabello luzca bien? Coloca unas gotas de aceite esencial de madera de cedro en tu mano, frota las palmas para calentarlas y masajea el cuero cabelludo para conseguir un cabello más sano.

- ¡Usa algunas mezclas de aceites esenciales en la bañera! (Ver más abajo)

- Dale un toque a la limpieza de tu casa. Cualquier aceite cítrico es fantástico para añadirlo a tu régimen de limpieza, especialmente los aceites esenciales de limón o naranja. No debes utilizar aceites esenciales sobre el granito o la piedra, ya que muchos de ellos podrían dañar estas superficies.

- ¿Te falta algo en tu crema hidratante de noche? Añade una gota de aceite esencial de rosa a tu rutina nocturna para que tu piel tenga un aspecto más saludable.

- ¡Difunde! Si necesitas un buen descanso nocturno, pon en tu difusor algunos aceites como el de lavanda, el de cedro, el de manzanilla alemana o el de vetiver para tener un sueño tranquilo. Si tu perro o gato duerme en tu habitación, debes comprobar que el aceite que utilices no dañe a tus amigos peludos.

- Aporta más sabor a la cocina. Puedes añadir una pequeña cantidad de aceite esencial de orégano a tu plato italiano favorito. Mucha gente no se da cuenta de que puede utilizar muchos de tus aceites esenciales en sus recetas favoritas. Solo asegúrate de comprobar que todos los aceites que añades a los alimentos son seguros para uso interno.

- Haz roll-ons de aceites esenciales personalizados. Esta es una forma perfecta de llevar tus aceites esenciales a diario. Comienza comprando frascos de rodillo vacíos (el primer lugar que se me ocurre es Amazon, pero tu tienda de salud puede darte una pista sobre dónde encontrarlos localmente). Añade entre diez y quince gotas del aceite esencial que hayas elegido y llena el resto del frasco con el aceite portador que prefieras.

- Haz tus propios productos para el cuidado de la piel.

- Prepara tus propios productos de limpieza.

- Crea un spray de aceites esenciales para utilizarlo como ambientador rápido.

Recetas útiles

He reunido algunas recetas con aceites esenciales que incorporan limpiadores domésticos, geles de ducha, jabones y lociones. ¡Que lo disfrutes!

Crema para moretones con árnica y arándano

Si nunca has tenido un moretón, entonces no eres humano. Cuando inevitablemente tengas un moretón, ¡siempre puedes recurrir a tus aceites esenciales!

<u>Ingredientes:</u>

- ⅓ taza de aceite de jojoba

- ¼ de taza de aceite de árnica

- ¼ de taza de manteca de karité

- ⅛ taza de aceite de coco

- 3 o 4 gotas de aceite de consuelda

- 1 cápsula de bromelina de 500 miligramos

- 1 cucharadita de extracto de arándano

- 10 gotas de aceite esencial de incienso

- ⅛ a ¼ de taza de agua purificada (según la consistencia deseada)

Direcciones:

1. En una caldera doble, añadir el aceite de jojoba y la manteca de karité. Mientras la mezcla se ablanda, utilice un batidor de alambre para mezclar bien.

2. Transferir la mezcla a un bol pequeño para mezclar, añadir el aceite de árnica y mezclar.

3. Añadir el aceite de coco y mezclar.

4. Añadir el aceite de consuelda y mezclar.

5. Romper la cápsula de bromelina y añadir el contenido a la mezcla. Remover.

6. Añadir el extracto de arándano y los aceites esenciales de incienso. Mezclar bien.

7. Una vez mezclados todos los ingredientes, añadir lentamente el agua poco a poco, sin dejar de mezclar bien.

8. Ajustar la cantidad de agua que se añade para obtener la consistencia deseada.

9. Introduce la mezcla en un tarro de cristal y guarda el recipiente en el frigorífico. Esto ayuda a mantener la consistencia de la mezcla. Cuando quiera utilizarla, basta con dejarla fuera unos minutos antes de usarla, para que se ablande.

¡Desintoxicación en la bañera!

¿Has fantaseado alguna vez con sentarte en un baño de burbujas después de un largo y duro día? Solo tienes que sustituir esas burbujas por algunos aceites esenciales y los resultados positivos estarán asegurados. No hay necesidad de ir a un costoso spa cuando puedes conseguir todos esos beneficios justo en tu propia bañera.

Los aceites esenciales pueden eliminar las impurezas del cuerpo mediante la técnica de las gotas de lluvia (descrita en el capítulo cinco), y este efecto también se puede conseguir sumergiéndose en un baño con aceites. Si dispones de unos cuarenta minutos para dejar que los aceites hagan su magia, te encantarán los resultados. ¿Por qué cuarenta minutos? Tu cuerpo tardará unos veinte minutos en deshacerse de todas las toxinas que se han acumulado en tu sistema, y los últimos veinte te permitirán absorber todos los beneficios que se encuentran en el agua. Te sentirás como una persona completamente nueva.

¿Quieres crear una experiencia de lujo para un amigo? Estos pueden ser unos regalos fantásticos. Si los regalas, asegúrate de que estén debidamente etiquetados con las instrucciones de uso, la cantidad a utilizar por baño y todas las advertencias de salud y seguridad asociadas a los aceites que contienen.

Sales de baño de eucalipto y vainilla

Huelen muy bien y pueden servir de antiinflamatorio y descongestionante. Consejo: Procura levantarte despacio, ya que a veces las sales de Epsom pueden hacerte sentir un poco mareado si no estás acostumbrado a sumergirte en ellas.

<u>*Ingredientes:*</u>

- 1 taza de sal de Epsom
- ½ taza de bicarbonato de sodio
- 3 gotas de aceite de eucalipto
- 8 gotas de vainilla en aceite de jojoba

<u>*Direcciones:*</u>

1. Añade todos los ingredientes juntos en una bolsa de plástico grande con cierre.
2. Sellar o pellizcar la parte superior de la bolsa para cerrarla y masajear el contenido hasta que esté bien mezclado.
3. Pasar de la bolsa de plástico a un recipiente de cristal con tapa.
4. Utiliza una cucharada para cada baño.

Limón y romero

Es refrescante para usar durante los meses de verano y ayudará al usuario a relajarse. *Consejo: Procura levantarte lentamente, ya que a veces las sales de Epsom pueden hacerte sentir un poco mareado si no estás acostumbrado a sumergirte en ellas.*

<u>*Ingredientes:*</u>

- 2 tazas de sal de Epsom
- ½ taza de bicarbonato de sodio

- De 2 a 3 cucharaditas de romero, fresco y finamente picado

- De 6 a 8 gotas de aceite esencial de limón

- 2 a 3 cucharadas de ralladura de limón (opcional)

<u>*Direcciones:*</u>

1. Combinar la sal de Epsom, el bicarbonato de sodio y la mitad de las gotas de aceite de limón. Mezclar bien.

2. Añadir las gotas adicionales, el romero picado y la ralladura de limón y mezclar de nuevo.

3. Guardar en un recipiente de cristal hermético.

4. Utilizar una cucharada para cada baño.

Mezcla de baño de lavanda y eucalipto

Esta es una mezcla perfecta para un día frío en el que estás luchando contra un resfriado o una gripe. Incluso si solo estás experimentando un día estresante, esto puede ayudar a aliviar tus preocupaciones. *Consejo: Ten cuidado de levantarte lentamente, ya que a veces las sales de Epsom pueden hacerte sentir un poco mareado si no estás acostumbrado a sumergirte en ellas.*

<u>*Ingredientes:*</u>

- 2 tazas de sales de Epsom

- ½ taza de lavanda seca

- 5 a 6 gotas de aceite de lavanda

- 10 gotas de aceite de eucalipto

Direcciones:

1. Combinar todos los ingredientes en un bol.

2. Conservar en un recipiente de cristal hermético.

3. Añadir una cucharada o más según sea necesario a una bañera llena de agua muy caliente.

4. Dejar en remojo de 20 a 30 minutos como mínimo.

Crea tu propio gel de ducha

Para los que no se sumergen en la bañera, aquí tienen una receta de gel de ducha para animar su rutina matutina o nocturna.

Gel de ducha de naranja con manteca de karité

Ingredientes:

- 2 cucharadas de manteca de karité

- 2 cucharadas de aceite de jojoba o de almendras

- 1 cucharadita de aceite de coco

- ¼ de taza de jabón de Castilla

- 1 cucharada de glicerina vegetal

- 1 cucharadita de goma xantana

- ¼ de taza de agua destilada tibia

- 12 gotas de aceite esencial de naranja

Direcciones:

1. En una cacerola pequeña añadir la manteca de karité y derretir a fuego lento.

2. Añade el aceite de jojoba, el aceite de almendras y el aceite de coco. Mezclar bien y luego verter la mezcla en un cuenco de tamaño medio. Espolvorear la goma xantana (un agente espesante) en el bol. Dejar reposar durante un minuto aproximadamente.

3. Poner todo el contenido en una batidora de inmersión. Pulse durante uno o dos minutos para disolver la goma en la mezcla de mantequilla y aceite.

4. Añade el jabón de Castilla (un jabón natural de origen vegetal), la glicerina vegetal y el agua caliente. Mezcla durante unos dos minutos. Lo que deberías ver es una loción de aspecto cremoso.

5. Para el último paso, añade el aceite esencial de naranja. Esto añadirá un maravilloso olor a cítrico a tu gel de ducha.

6. Vierte la mezcla del gel de ducha en un dispensador de jabón. Dado que los ingredientes pueden separarse un poco después de estar sentados, es posible que quieras agitarlo antes de usarlo. Como la mezcla no contiene

conservantes, deberías utilizarla en unas pocas semanas, pero saldrás de tus duchas vigorizado y listo para rodar.

¡Cuando solo te gusta la menta!

El aceite de menta puede estimular la circulación de la piel, equilibrar la piel grasa y hacer que te sientas fresco, por lo que es una gran opción para usar en tus cosméticos.

El aceite de menta se encuentra en muchas de nuestras lociones, baños de pies y jabones de hierbas por una muy buena razón. Ayuda a mejorar la concentración, a calmar los músculos cansados y a reducir la fatiga mental. Aquí tienes algunas de mis recetas favoritas con menta.

Jabón de menta

Ingredientes:

- 2 libras de una base de jabón de glicerina
- 1 cucharada de hojas de menta, secas
- ½ cucharadita de aceite de menta
- Colorante de jabón líquido rojo o unas virutas de colorante de jabón sólido rojo

Direcciones:

1. Cortar el jabón de glicerina en cuadrados de una pulgada y colocarlos en una caldera doble a fuego lento para que se derrita.

2. Remover constantemente hasta que se derrita, pero no dejar que el jabón hierva a fuego lento.

3. Retirar del fuego y añadir las hojas secas de menta, el aceite esencial de menta y el colorante para jabón.

4. Remover constantemente mientras se añaden estos ingredientes, y luego verter la mezcla de jabón en los moldes de jabón.

5. Dejar reposar de 4 a 8 horas para que el jabón cuaje completamente.

6. Envolver el producto terminado en una gasa hasta que se vaya a utilizar.

Loción de menta

Disfruta de este producto calmante masajeando suavemente una pequeña cantidad de la loción sobre la piel. Utiliza pequeños movimientos circulares para obtener los mejores resultados.

Ingredientes:

- 1 cucharadita de hojas de menta, secas

- 1 ½ tazas de agua hirviendo

- ⅓ taza de aceite de almendras

- 1 onza de cera de abeja, rallada

- 2 gotas de aceite esencial de menta

- 1 gota de colorante alimentario rojo

- Tarro de cristal con tapa

Direcciones:

1. Colocar las hojas secas de menta en el fondo de un vaso medidor de Pyrex, luego verter el agua hirviendo sobre la parte superior de las hojas. Tápalo y déjalo reposar durante 15 minutos antes de colarlo en otro vaso de pyrex de 2 onzas.

2. Calentar el aceite de almendras en la parte superior de una caldera doble a fuego lento. Añadir la cera de abeja rallada y remover la mezcla hasta que se derrita.

3. Retirar el cazo de la fuente de calor y añadir 2 onzas de té de menta. Batir esta mezcla constantemente con un batidor de alambre hasta que esté bien combinada.

4. Incorporar el aceite esencial de menta y el colorante alimentario hasta que estén bien mezclados.

5. Pasar toda la mezcla a un tarro de cristal y guardarla en un lugar fresco y oscuro.

Mima tu piel

Con todo el sol y las impurezas del aire flotando alrededor, realmente necesitas mimar tu piel. Todos soñamos con tener una piel perfecta, pero para la mayoría de nosotros es una meta a la que hay que aspirar más que un don con el que nacemos. Por suerte, aquí tengo unas cuantas recetas para ayudar a conseguir ese objetivo.

Incienso para el antienvejecimiento

El aceite esencial de incienso es una excelente opción para las afecciones de la piel. Puede reducir las cicatrices, el acné, el enrojecimiento y la irritación de la piel.

Ingredientes:

- 1 cucharadita de vitamina C en polvo sin OGM
- 1 cucharadita de agua filtrada
- 1 ½ cucharadas de gel de aloe vera
- ⅛ cucharadita de aceite de vitamina E
- 5 gotas de aceite esencial de incienso

Direcciones:

1. Mezclar el polvo de vitamina C y el agua filtrada en un bol con un batidor de alambre.

2. Añadir el gel de aloe vera y mezclar bien.

3. Añadir el aceite de vitamina E y el aceite esencial de incienso. Mezclar todos los ingredientes hasta que estén bien mezclados.

4. Utilizar un embudo y transferir la mezcla a un frasco pequeño de color cobalto o ámbar que reduzca la exposición del producto a la luz.

Aplica la mezcla por la noche y asegúrate de retirarla por la mañana, ya que la exposición al sol mientras llevas el producto podría causar sensibilidad en la piel. Cuando empieces a aplicarlo, puedes empezar con una pequeña zona de la piel cada dos noches para asegurarte de que tu piel no es sensible a la mezcla. Notarás los resultados desde unas pocas semanas hasta tres meses.

Jabón facial con aceite de árbol de té

El aceite del árbol del té es conocido por su capacidad para calmar las afecciones inflamatorias de la piel, las llagas, las picaduras de insectos y las quemaduras solares.

Ingredientes:

- 1 cucharada de aceite de coco
- 3 cucharadas de miel
- 1 cucharada de vinagre de sidra de manzana orgánico
- 20 gotas de aceite esencial de árbol de té
- 2 cápsulas de probióticos vivos

Direcciones:

1. Mezclar todos los ingredientes con una batidora de mano.

2. Verter la mezcla en un recipiente de cristal para guardarla. Manténgalo en un lugar fresco.

Crema hidratante natural para pieles grasas

Ingredientes:

- 3 onzas de aceite de jojoba

- 1 onza de manteca de karité

- 1 onza de aceite de tamanu

- 5 gotas de aceite de romero

- 3 gotas de aceite de menta

Direcciones:

1. Utilizando una caldera doble, derretir la manteca de karité a fuego lento.

2. Añadir el aceite de jojoba y batir hasta que la mezcla esté combinada.

3. Retirar del fuego y añadir el aceite de tamanu e incorporarlo a la mezcla con un tenedor o una espátula pequeña.

4. Añadir los aceites esenciales y batir hasta que se mezclen bien.

5. Retirar el producto terminado de la sartén y colocarlo en un pequeño frasco de vidrio con tapa.

6. Guardar el producto en un lugar fresco y oscuro y debería
   durar unos meses.

Cocinar con aceites esenciales

Es posible que tengas dudas a la hora de añadir aceites esenciales
a tus brebajes de cocina, porque ¿qué pasa si añades demasiado?
No temas, estas son algunas de mis recetas favoritas
perfeccionadas con el tiempo.

Desde el desayuno hasta el postre y todos los platos intermedios,
podrás encontrar una o dos recetas que hagan vibrar tus papilas
gustativas.

Tortitas de frambuesa, limón y ricotta

Ingredientes:

- 1 ¾ tazas de harina

- 1 cucharada de levadura en polvo

- 3 cucharadas de azúcar

- ¼ cucharadita de sal kosher

- 2 huevos grandes

- 2 a 3 gotas de aceite esencial de limón

- 2 cucharadas de aceite de canola

- ⅔ tazas de queso ricotta

- ⅔ tazas de leche entera

- 1 cucharadita de extracto de vainilla

- 1 taza de frambuesas frescas

Direcciones:

1. Batir la harina, la levadura en polvo, el azúcar y la sal en un bol mediano. Reservar.

2. En un tazón grande batir los huevos, el aceite de limón, el aceite de canola, el queso ricotta, la leche entera y el extracto de vainilla hasta que estén completamente combinados.

3. Incorporar los ingredientes secos a los húmedos y no mezclar en exceso. La masa de las tortitas debe tener un aspecto grumoso. Incorporar las frambuesas.

4. Precalienta la plancha o la sartén antiadherente grande a fuego medio. Mientras se cocina, utiliza un spray antiadherente para cocinar y vierte ¼ de taza de la masa en la superficie de cocción. No atiborres la superficie y trabaje por tandas. Cocinar hasta que se formen burbujas en la masa, aproximadamente de 3 a 4 minutos. Da la vuelta a las tortitas y cocínalas durante unos 2 ó 3 minutos más. Retirar de la superficie de cocción y transferir a un plato.

5. Cubre las tortitas con la mantequilla que prefieras, con sirope de arce, con frambuesas frescas o con cualquier otra cosa que te guste.

Aderezo para ensaladas con vinagreta

Ingredientes:

- ⅓ taza de aceite de oliva virgen extra

- ¾ de taza de vinagre de sidra de manzana ecológico

- 2 dientes de ajo picados

- ⅓ taza de mostaza con miel

- ¼ de taza de miel

- 2 cucharaditas de mostaza de Dijon

- ½ cucharadita de sal

- 1 cucharadita de pimienta negra

- 3 gotas de aceite esencial de hierba de limón

- 4 gotas de aceite esencial de eneldo

Direcciones:

1. Mezclar todos los ingredientes anteriores en un frasco de un cuarto de galón. Agitar bien. Refrigerar durante la noche.

Pollo asado con limón y tomillo

Ingredientes:

- 1 pollo entero
- 4 cucharadas de aceite de oliva virgen extra
- 4 gotas de aceite esencial de limón
- 4 gotas de aceite esencial de tomillo
- Orégano seco, al gusto
- 1 limón, en rodajas
- 1 cebolla, en rodajas

Direcciones:

1. Precalienta tu horno a 350°.

2. Mezcla los aceites, la sal y la pimienta en un bol pequeño y reserva.

3. Coloca el pollo en una bandeja de asar con la pechuga hacia arriba. Retira todo lo que haya en la zona de la cavidad.

4. Con una brocha de silicona, cubrir todo el exterior del pollo con la mezcla de aceite. Si sobra mezcla, viértala en la cavidad del pollo. Si se desea, espolvorear el pollo con un poco de orégano seco.

5. Colocar las rodajas de limones y cebollas en el fondo de la asadera y algunas en la cavidad del pollo.

6. Añade un poco de agua para que apenas cubra el fondo de la sartén.

7. Introducir el pollo en el horno y cocinar hasta que la temperatura interna del ave alcance los 180° (aproximadamente una hora y 45 minutos, dependiendo del tamaño del pollo).

8. Sacar la cazuela del horno y dejar que el pollo repose 10 minutos antes de cortarlo.

Pollo a la naranja con sésamo en olla instantánea, apto para Keto y Paleo

Cuando te apetece algo de un restaurante chino occidental, esta receta te permite disfrutar de un plato que te hace sentir como si estuvieras disfrutando de comida china para llevar sin el sodio, la grasa o el glutamato añadido.

Ingredientes:

- 2 cucharadas de aceite de aguacate o de coco

- ⅔ taza de aminos de coco

- 3 cucharadas de pasta de tomate

- ¼ de taza de miel cruda (omitir para la dieta ceto)

- 4 dientes de ajo, picados

- 2 pulgadas de jengibre fresco, rallado y pelado

- ½ taza de caldo de huesos (o puedes sustituirlo por ¾ de taza de zumo de naranja)

- ½ cucharadita de pimienta negra

- Una pizca de copos de pimienta roja

- 1 ½ lbs de pechuga de pollo cortada en trozos del tamaño de un bocado

- De 10 a 20 gotas de aceite esencial de naranja

- 1/32 cucharadita de stevia en polvo (esto es opcional: añadir más si se desea un dulzor extra)

- 2 cucharadas de arrurruz en polvo (omitir para la dieta ceto)

- 2 cucharadas de semillas de sésamo

Direcciones:

1. Utiliza el inserto de acero inoxidable de tu olla instantánea y combina el aceite de aguacate/coco, los aminos de coco, la pasta de tomate, la miel, el ajo, el jengibre, el caldo de huesos, la pimienta y los copos de pimienta. Bate estos ingredientes.

2. Corta el pollo en trozos del tamaño de un bocado y añádelo a la mezcla de la salsa.

3. Coloca la tapa en la olla instantánea y asegúrate de que el sello esté en su lugar. Cierra la rejilla de ventilación.

4. Pulsa el botón de cocción manual o a presión y ajusta el tiempo a 10 minutos.

5. Cuando oigas el pitido de la olla, libera la presión inmediatamente.

6. Pulsa el botón de saltear y deja que la salsa se cocine a fuego lento.

7. Añade el aceite esencial de naranja y remueve. Prueba el contenido y añade más si lo deseas. En este momento, también puedes añadir un poco más de stevia si quieres que el sabor sea más dulce.

8. Si quieres una salsa pegajosa y espesa, añade el polvo de arrurruz (a no ser que sigas una dieta cetogénica, en cuyo caso omite este paso).

9. Para el paso final, añade las semillas de sésamo y puedes servirlo sobre los fideos, los espaguetis, la quinoa o el arroz basmati (no keto).

Ahuyentar a los bichos

A nadie le gusta que le piquen los insectos, y las picaduras de mosquito son las peores. El picor ya es bastante malo, pero esos molestos mosquitos pueden ser portadores de enfermedades como el virus del Zika o el del Nilo Occidental.

Al mismo tiempo, es importante buscar soluciones ecológicas a problemas como estos y reducir y evitar el uso de repelentes de insectos comerciales que contienen sustancias químicas nocivas como el DEET.

Los aceites esenciales como el limón, el eucalipto, la menta, la canela, el ylang-ylang y la hierba de limón han demostrado su eficacia para tratar y prevenir esas picaduras de mosquito. Para protegerse, puede añadir sus aceites a un aceite portador llamado aceite de neem y frotarlo en la piel.

Procura ser seguro y evita rociarlos demasiado cerca de los ojos. Si rocías una niebla para caminar, asegúrate de cerrar la boca y los ojos para evitar respirar la niebla.

Spray antibichos casero

Ingredientes:

- 10 gotas de aceite esencial de limón

- 10 gotas de aceite esencial de lavanda

- 10 gotas de aceite esencial de eucalipto

- 15 gotas de aceite esencial de menta

- 20 gotas de aceite esencial de citronela

- ½ tazas de agua o aceite de neem

- 1 botella de cristal de 4 onzas de spray

Direcciones:

1. Añade todos tus aceites esenciales en el frasco de cristal con pulverizador.

2. Llena el resto de la botella con agua o aceite de neem.

3. Agítalo para mezclarlo. Debes agitar bien antes de cada uso.

Spray casero para insectos #2

- ½ taza de agua destilada

- 1 cucharada de aceite de aguacate

- ½ cucharada de hamamelis

- 10 gotas de aceite esencial de citronela

- 7 a 10 gotas de aceite esencial de limón

- 7 a 10 gotas de aceite esencial de naranja

- 10 gotas de aceite esencial de romero

- Frasco de vidrio ámbar de 12 a 16 onzas provisto de tapa con pulverizador

Direcciones:

1. Utiliza siempre agua tibia y un jabón suave para limpiar la botella y el pulverizador entre lotes. Primero, haz pasar el agua jabonosa por el pulverizador, y luego otra vez con agua corriente para enjuagarlo bien.

2. Una vez que la botella esté seca, está lista para empezar. Empieza por verter el agua destilada. Es posible que quieras utilizar un embudo para añadir algunos de estos ingredientes.

3. Añade el aceite de aguacate y el hamamelis. Mezcla los ingredientes durante unos segundos. Deja la botella en el suelo y permite que el contenido se asiente.

4. Añade con cuidado las gotas indicadas anteriormente de cada aceite esencial. El orden no es importante. Agitar suavemente.

5. Tu spray está listo para ser utilizado. Guarda tu spray contra insectos y sus ingredientes en un lugar fresco y oscuro.

6. Asegúrate de utilizar esta mezcla antes de 6 meses para que los ingredientes se mantengan frescos.

Puedes intercambiar o añadir los siguientes aceites esenciales a la mezcla si lo deseas. Es tu mezcla y puedes personalizarla como quieras.

- 4 gotas de aceite esencial de geranio

- 4 gotas de aceite esencial de hierba de limón

- 8 gotas de aceite esencial de eucalipto

- 5 gotas de aceite esencial de menta

- 3 gotas de aceite esencial de tomillo

- 6 gotas de aceite esencial de cedro

- 3 gotas de aceite esencial de clavo de olor

Spray de menta para chinches

Si viajas mucho, puede que te preocupe traer amigos extra a casa. En 2019, los investigadores realizaron un estudio utilizando geraniol, aceite de cedro y lauril sulfato de sodio que mató a más del 90% de las chinches, además de una tasa de mortalidad del

87% de sus huevos. A continuación, encuentra una receta básica de aceites esenciales para usar en casa.

Ingredientes:

- 10 gotas de aceite esencial de menta

- 10 gotas de aceite esencial de clavo de olor

- 3 gotas de hamamelis

- 100 mililitros (un poco más de ⅓ taza) de alcohol para fricciones. Cuanto mayor sea la concentración, mejor. Intenta conseguir una solución del 90%.

Direcciones:

1. Agita todos los ingredientes en una botella de cristal con pulverizador y pulveriza directamente sobre la cama, la ropa de cama y la zona circundante. Asegúrate de no utilizar el spray cerca de llamas abiertas, enchufes o cables de extensión.

De nuevo, puedes personalizar tu mezcla como quieras y añadir o sustituir cualquiera de los siguientes elementos a la mezcla.

- 10 gotas de aceite esencial de lavanda

- 10 gotas de aceite esencial de romero

- 19 gotas de aceite esencial de eucalipto

Capítulo 4: Uso seguro de los aceites esenciales

En general, el uso de los aceites esenciales es seguro, pero como cualquier otra cosa, hay que tomar precauciones al utilizarlos, especialmente si se toman medicamentos con receta o se está embarazada. En estos casos, solo debe utilizar los aceites esenciales bajo la supervisión de su médico.

En la mayoría de los casos, siempre hay que utilizar un aceite portador cuando se aplican los aceites directamente sobre la piel (especialmente en la cara). Me gusta probar una pequeña porción de piel para asegurarme de que no voy a sufrir una reacción alérgica. Siempre hay que investigar sobre cualquier aceite que se quiera utilizar. Así, por ejemplo, los aceites esenciales de cítricos tienden a hacer que la piel del usuario sea más sensible a la luz del sol; si estás planeando pasar un día en la playa, tal vez quieras abstenerte de aplicar naranja en tu piel.

Si experimentas alguno de estos síntomas, entonces puedes estar experimentando una reacción negativa y deberías dejar de usar el aceite inmediatamente:

- Erupciones cutáneas

- Ataques de asma

- Dolores de cabeza

- Reacciones alérgicas

- Irritación de la piel

- Náuseas

Si tienes alguna cirugía prevista para una fecha próxima, debes evitar el uso de aceites esenciales de antemano. A continuación se enumeran algunas condiciones de salud para las que no se recomienda el uso de aceites esenciales. En caso de duda, consulta a tu médico.

- Asma

- Presión arterial alta

- Epilepsia

- Eczema

- Psoriasis

- Fiebre del heno

Sé precavido porque la mayoría de los aceites esenciales están muy concentrados; si tienes residuos en las manos por usar un aceite esencial, debes tener mucho cuidado de no tocarte los ojos ni acercarlos demasiado a la nariz, ya que esto puede provocar una sensación de ardor en las membranas mucosas. Podrías pensar que todo lo natural está libre de riesgos, pero recuerda que incluso los remedios naturales tienen el potencial de crear consecuencias para la salud cuando no se usan correctamente. Debes saber que el aceite esencial que contiene el frasco que tienes en tus manos está entre cincuenta y cien veces más concentrado que la planta de la que procede. Investiga, sé precavido y habla con un médico si algo te parece extraño.

Directrices de dilución

Muchas recetas y directrices sobre aceites esenciales exigen que éstos se diluyan con un aceite portador. Pero, ¿qué es exactamente un aceite portador? Estos aceites le permiten utilizar sus aceites esenciales de forma segura, y a menudo aportan beneficios adicionales para su salud. Al utilizar un aceite portador, permite diluir los aceites esenciales para cubrir una mayor superficie del cuerpo. El uso de un aceite portador también reduce la posibilidad de reacciones cutáneas negativas.

Muchos aceites portadores vienen cargados de ácidos grasos esenciales, compuestos antiinflamatorios, vitaminas que curan la piel y antioxidantes añadidos.

Aceites portadores

Hay varios aceites portadores entre los que elegir. Además de mantenerte seguro, también evitan la evaporación de los aceites esenciales. Si alguna vez te has aplicado el aceite de lavanda directamente sobre la piel, puede que notes que después de unos minutos ya no puedes oler su aroma. Esto se debe a que ya se ha absorbido; cuando se utiliza un aceite portador, la velocidad de absorción se ralentiza, lo que permite una aplicación más larga y un beneficio más duradero. Sigue leyendo para saber más sobre los mejores aceites portadores disponibles.

Aceite de coco

Como portador, el aceite de coco tiene un bajo peso molecular que permite que el compuesto penetre en la piel más profundamente y durante un período de tiempo más largo. Las grasas saturadas ayudarán a tu piel a mantenerse hidratada, e incluso podrás notar un tono de piel más suave y uniforme como resultado.

El aceite de coco es el aceite portador perfecto para alguien que lucha con afecciones de la piel como el acné, el eczema y el herpes labial debido a las propiedades antisépticas y antimicrobianas inherentes a este aceite.

Por cada media cucharadita de aceite de coco, puedes combinar de una a tres gotas de cualquier aceite esencial que se considere seguro para uso tópico. A continuación, frota la mezcla en la zona que desees tratar.

Aceite de almendras

Este es un aceite portador muy popular porque contiene antioxidantes y también ayuda a mantener la piel suave. Como el aceite de almendras es ligero, tiene la capacidad de absorberse profundamente en la piel y, cuando se utiliza con aceites esenciales como el del árbol del té o el de lavanda, se experimenta una limpieza suave hasta los poros y los folículos. Para utilizarlo como aceite portador, combina de una a tres gotas de cualquier aceite esencial de uso tópico con media cucharadita de aceite de almendras.

Dado que el aceite de almendras contiene propiedades emolientes, es posible que notes que mejora tu cutis. *Consejo: Si utilizas un difusor de carrizo, el aceite de almendras es ligero y se puede utilizar fácilmente con este tipo de aplicación, difundiendo así el aroma de los aceites esenciales.*

Aceite de jojoba

Esta es una opción popular porque este aceite no tiene olor, y ayuda a calmar la piel y a desobstruir los poros y los folículos pilosos. El aceite de jojoba contiene tres ácidos grasos y vitaminas E y B, que ayudan en el tratamiento de las quemaduras solares.

El aceite de jojoba no es realmente un aceite, sino una cera vegetal que es un popular humectante, limpiador, equilibrador y protector de su piel; ayuda a prevenir las quemaduras de afeitado y contribuirá a la salud general de su cabello. Para utilizarlo como aceite portador, combina de una a tres gotas de cualquier aceite esencial de uso tópico con media cucharadita de aceite de jojoba.

Aceite de oliva

No solo para cocinar. El aceite de oliva aporta ácidos grasos beneficiosos, así como compuestos antiinflamatorios y antioxidantes. Al consumir aceite de oliva virgen extra, se potencian los beneficios para el corazón y el cerebro, así que ¿por qué no considerar su uso para hidratar la piel, combatir las infecciones y acelerar la curación de las heridas? Para utilizarlo como aceite portador, combina de una a tres gotas de cualquier aceite esencial de uso tópico con media cucharadita de aceite de oliva.

Aceite de aguacate

Al igual que el aceite de oliva, el aceite de aguacate no solo beneficia a la salud cuando se consume, sino también cuando se aplica a la piel. El aceite de aguacate aporta hidratación a las

personas que sufren de piel seca y áspera. Si sientes la necesidad
de hidratar tu cabello o mejorar la textura de tu piel, el aceite de
aguacate puede ser una gran opción para usar con tus aceites
esenciales.

Incluso puede utilizar el aceite de aguacate solo, simplemente
aplicándolo con un algodón en las zonas secas de la cara, el
cabello seco o los talones agrietados. Para utilizarlo como aceite
portador, combina de una a tres gotas de cualquier aceite
esencial de uso tópico con media cucharadita de aceite de
aguacate.

Aceite de argán

Utilizar aceite de argán es una gran opción, especialmente si
tienes la piel sensible. Este aceite contiene ácidos grasos omega-
6, ácido linoleico, antioxidantes y vitaminas A y E, por lo que es
muy popular para incluirlo en productos cosméticos.

Este aceite se absorbe rápidamente y no deja la sensación de piel
grasa. Además, se ha demostrado que el aceite de argán es un
portador eficaz independientemente de su tipo de piel. Para
utilizarlo como aceite portador, combina de una a tres gotas de
cualquier aceite esencial de uso tópico con media cucharadita de
aceite de argán.

Aceite de árnica

El aceite de árnica tiene un historial probado para tratar
problemas de la piel y el cuerpo y es una de las mejores opciones
para un aceite esencial portador. Como el árnica contiene
helenalina, es un potente compuesto antiinflamatorio y también

aporta timol y varios ácidos grasos que activan la actividad antibacteriana.

Por sí solo, el aceite de árnica es más conocido como un producto que reduce la inflamación y el dolor muscular. Como aceite portador y cuando se combina con la lavanda y la menta, se puede aplicar esta combinación para curar y disminuir los hematomas.

Cuando leas la etiqueta de los ingredientes de los productos de árnica, te darás cuenta de que también contiene un aceite base independiente, como el aceite de oliva o el aceite de almendras. Esto es importante porque el árnica no está destinada a ser utilizada en la piel cuando no está diluida. También debes saber que el aceite de árnica no debe aplicarse en heridas o cortes abiertos. El árnica también debe ser evitada por las mujeres que están amamantando o embarazadas.

Aceite de rosa mosqueta

Este es otro aceite que contiene ácidos grasos esenciales que promueven la regeneración celular y de los tejidos. La rosa mosqueta tiene propiedades antienvejecimiento y es conocida por su alto contenido en vitamina C. Proporciona muchos beneficios para la piel, como la mejora de las manchas de la edad causadas por el daño solar, y el aceite también combate las infecciones de la piel.

Como el aceite de rosa mosqueta es un aceite seco, se absorbe rápidamente en la piel, pero no deja un residuo aceitoso, y funciona mejor en personas con piel normal a seca. El aceite de rosa mosqueta también puede utilizarse solo, además de como portador de aceites esenciales.

Aceite de semillas de brócoli

Este aceite se produce mediante el prensado en frío de las pequeñas semillas de los brotes de brócoli. Este aceite contiene altos niveles de ácidos grasos omega 3, 6 y 9.

Al utilizar el aceite de semillas de brócoli, probablemente experimentarás una mayor curación y una reducción de la sequedad en lo que respecta a tu cabello. Este aceite funciona como un excelente hidratante.

Aceite de linaza

Probablemente estés acostumbrado a ver este aceite en tus recetas de ensaladas y batidos, pero también es un beneficioso aceite portador para tus aceites esenciales. El aceite de linaza se utiliza en la medicina ayurvédica para equilibrar los niveles de pH de la piel de una persona para promover la curación y la eliminación de las manchas de la piel.

El aceite de linaza es suave y un portador perfecto para usar cuando se tiene la piel sensible. Los ácidos grasos omega-3 y los ácidos alfa-linoleicos (ALA) reducen la inflamación y mejoran la salud general de la piel y el cabello.

Extracto de semilla de pomelo

Probablemente lo hayas notado en la etiqueta de ingredientes de tu gel de ducha, pasta de dientes o enjuague bucal gracias a la capacidad de este portador para combatir las infecciones bacterianas, fúngicas y víricas. En tu casa puedes añadir este extracto a la piscina, la lavandería o el humidificador para reducir el impacto de productos químicos nocivos innecesarios.

A diferencia de muchos de los otros portadores enumerados aquí, debes utilizar partes iguales de extracto de semilla de pomelo y de aceite esencial. La única forma de diluir más la combinación es añadir otro aceite portador inodoro a tu mezcla.

Aceite de magnesio

Este es otro producto de mi lista que se llama aceite, pero no es realmente un aceite. El aceite de magnesio es una mezcla de copos de cloruro de magnesio y agua. Cuando se combina, tiene la misma textura que un aceite, por lo que se puede utilizar como aceite portador. Funciona bien para las personas con pieles grasas por su capacidad para romper la unión entre las grasas y los aceites, evitando la formación de un aspecto graso.

Cuando se utiliza de forma tópica, se sabe que mejora los síntomas de la fibromialgia y las irritaciones de la piel, como la rosácea y el acné. Si quieres usar un spray después de la ducha, combina esto con un poco de lavanda y úsalo después de la ducha.

Aceite de neem

Este producto se encuentra en muchos productos naturales para la piel y la belleza debido a sus altos niveles de antioxidantes. El aceite de neem tiene altos niveles de ácidos grasos y vitamina E, por lo que ayuda a aliviar la piel seca o dañada y se absorbe rápidamente dejándote sin grasa.

Además de su capacidad para rejuvenecer las células de la piel, el aceite de neem se distingue de todos los demás porque funciona como insecticida natural. Si quiere ahuyentar a las moscas, mosquitos y polillas, el aceite de neem puede utilizarse

solo o mezclado con aceites esenciales como el de eucalipto o el
de limón.

Si quieres experimentar, prueba a combinar el aceite de neem
con aceite de jojoba y lavanda para elaborar una crema
antiarrugas.

Aceite de espino amarillo

Este aceite se utiliza habitualmente para aliviar las quemaduras
solares o acelerar la cicatrización, pero también puede reducir
irritaciones de la piel como el acné, el eczema o la dermatitis. Si
tienes una piel seca o dañada que necesita ser reparada, este
puede ser un excelente aceite portador para usar. Como este
aceite está lleno de antioxidantes curativos, ayudará a proteger
tu cuerpo de los virus. Como la mayoría de los aceites de esta
lista, el aceite de espino amarillo contiene ácidos grasos
esenciales y también ofrece al usuario aminoácidos y vitaminas
A, C, D y E.

Aceite de onagra

El uso principal de la onagra es equilibrar los niveles hormonales
que pueden provocar sofocos e incapacidad para conciliar el
sueño; también funciona como un eficaz portador de aceites
esenciales.

Debido a su capacidad de ser antiinflamatorio, puedes
combinarlo fácilmente con el aceite de árbol de té para crear una
combinación antimicrobiana. Con esta combinación puedes
potenciar la salud general de tu piel. También puedes probarlo
en tu champú para promover el crecimiento del cabello.

Reflexiones finales sobre los aceites portadores

Aunque el objetivo de añadir sus aceites esenciales a un portador es reducir la fuerza del aceite, también debería hacer una pequeña prueba en la piel con el portador. Al experimentar, debes asegurarte de que no tienes sensibilidad o alergia al portador.

Si has aplicado inadvertidamente un aceite esencial sin el beneficio de un aceite portador y te encuentras con alguna molestia, ve a tu armario de la cocina y coge la botella de aceite de oliva para reducir la fuerza del aceite esencial. Si utilizas agua, lo más probable es que la sensación de ardor se mantenga o aumente.

Los aceites portadores tienen una vida útil y pueden volverse rancios. Si notas que el aroma de tu portador ha cambiado, tíralo y compra uno nuevo. Al igual que los aceites esenciales, deben conservarse en un frasco de vidrio oscuro con tapa hermética y guardarse en el frigorífico o en un lugar fresco y oscuro.

Puedes encontrar aceites portadores en tu tienda de alimentación o en Internet.

Capítulo 5: Cómo utilizar los aceites esenciales con seguridad alrededor de tus mascotas

Has investigado y has estado difundiendo, pero un día notas que Fido o Fluffy no está actuando normalmente. La razón es que no todos los aceites esenciales son seguros para usar alrededor de sus mascotas, así que si eres un amante de los animales como yo, tendrás que ir más allá para asegurarte de que estás teniendo en cuenta su seguridad.

Parece que hay controversia en torno al uso de aceites esenciales en las mascotas. Gran parte de la comunidad veterinaria aconseja no utilizar aceites esenciales; sin embargo, muchas personas, incluidos los veterinarios holísticos, los utilizan con gran éxito.

Si estás comenzando tu viaje con aceites esenciales para tu mascota, te aconsejo que comiences con aplicaciones ligeras y luego aumentes gradualmente las cantidades en función de la reacción de tu animal.

Quiero advertirte que lo que funciona para un perro puede no funcionar para un gato o incluso para un caballo. Cada animal reacciona de forma diferente a los aceites, y algunos pueden ser tóxicos para un animal y no para otro. Nunca se insistirá lo suficiente en lo importante que es hacer los deberes antes de utilizar aceites en tus mascotas y en el ganado.

La técnica de la gota de lluvia

Caballos, gallinas, perros, gatos y muchos otros animales han recibido regularmente terapias con gotas de lluvia. Mediante la aplicación de aceites, la técnica de las gotas de lluvia ayuda a eliminar las toxinas del cuerpo. Esta técnica se inició en los años 80 gracias a las investigaciones de D. Gary Young y de un curandero de la tribu Lakota llamado Wallace Black Elk.

¿Qué es la técnica de la gota de lluvia y por qué utilizarla?

La base sobre la que se construyó la técnica de la gota de lluvia fue la teoría de que los desajustes de la columna vertebral y la escoliosis están causados por virus o bacterias que se encuentran en estado latente dentro de la columna vertebral. Hay caballos que padecen una enfermedad llamada mielitis protozoaria equina (MPE). Esta enfermedad es una infección que funciona como una bacteria y puede permanecer latente en el sistema nervioso central de un caballo durante años hasta que, por razones desconocidas, se activa y provoca un brote de la enfermedad, con síntomas como debilidad en las extremidades posteriores o atrofia muscular. Menciono esto porque existe una terapia de gotas de lluvia para caballos dirigida específicamente a aliviar la EPM.

La técnica de la gota de lluvia utiliza una secuencia específica de aceites esenciales de naturaleza antimicrobiana para reducir la inflamación y atacar cualquier agente viral al acecho. A continuación se enumeran los aceites individuales básicos utilizados para una gota de lluvia. Debes tener en cuenta que cualquier terapia de gotas de lluvia puede variar dependiendo del animal en cuestión.

- Tomillo (Thymus vulgaris)

- Orégano (Origanum compactum)

- Gaulteria (Gaultheria procumberas, Betula alleghaniensis)

- Ciprés (Cupressus sempervirens)

- Menta (Menta piperita)

- Albahaca (Ocimum basilicum)

- Mejorana (Origanum majorana)

Cada una tendrá un número determinado de gotas y unas instrucciones de aplicación que dependerán del receptor. Si bien esta técnica se diseñó originalmente para los seres humanos, hay muchas versiones para animales que incluso un principiante podrá realizar con confianza.

Al aplicar los aceites a los animales, cada aceite se dejará caer en la zona de la columna vertebral desde una distancia de unos 15 centímetros por encima del sujeto, desde la cabeza hasta la cola. Una gran diferencia entre las técnicas para humanos y animales es que a los humanos generalmente se les aplica la gota de lluvia en los pies. La mayoría de los animales más pequeños no toleran la aplicación en sus patas o almohadillas. La única excepción a esto es cuando se trata de caballos, que aceptan mejor la aplicación de aceites en la zona de las patas o los cascos.

Deberás leer las especificaciones de la especie que estás tratando, pero la aplicación de los aceites de lluvia comenzará en la cola y recorrerá la columna vertebral hasta la base de la cabeza.

Dado que los animales suelen ser objetivos en movimiento, hay que tener cuidado al acercarse a la zona de la base del cuello. Si levantan la vista para ver lo que está haciendo, podría dejar caer por error aceite cerca de un ojo o de la nariz. Evita estas zonas sensibles.

Cómo frotar los aceites

Una vez aplicado el aceite en el lomo, hay que aplicarlo en el lomo del animal. Hay varias técnicas que se pueden utilizar, y no hay ninguna que sea mejor que las demás. No hay reglas que seguir, solo hay que encontrar una técnica que funcione tanto para ti como para tu animal. Según el pelaje del animal, es posible que tengas que modificar tu técnica.

En general, la aplicación de cada aceite se repite tres veces. También puedes utilizar un aceite portador para tus animales, y yo recomiendo un complejo de aceite vegetal mejorado V-6. Es un aceite más fino que no solo se absorbe bien, sino que también funciona bien con el pelaje y las plumas. Si no puedes encontrar este portador, puedes utilizar aceite de coco o aceite de oliva en su lugar.

Ejemplo de gota de lluvia: Gato

Incluyo un ejemplo de gota de lluvia para una especie. Según la doctora en medicina veterinaria Melissa Shelton (especialista en medicina aromática veterinaria), la siguiente técnica fue creada por Leigh Foster, una mujer que dirige un gran rescate de gatos y que ha utilizado aceites esenciales en muchos gatos rescatados. Aunque los aceites esenciales suelen ser controvertidos cuando se utilizan con animales, se ha comprobado que esta técnica tiene unos resultados sorprendentes tanto para los veterinarios como para los propietarios.

Gota de lluvia para gatos:

Aceites:

- Orégano

- Tomillo

- Albahaca

- Ciprés

- Gaulteria

- Mejorana

- Menta piperita

Aplicación:

1. Añade 4 gotas de cada uno de los aceites anteriores a una botella de vidrio de 1 onza, luego añade V-6 u otro portador apropiado para llenar el resto de la botella.

2. Mezcla el contenido agitando suavemente la botella de un lado a otro.

3. Aplica aproximadamente 6 gotas de la solución por la columna vertebral del gato desde la cola hasta la cabeza.

4. Acaricia suavemente la solución de aceite esencial por el lomo del gato, desde la cola hasta la cabeza. Sorprendentemente, la mayoría de los gatos no se opondrán a este paso; sin embargo, en caso de que lo hagan, puedes acariciar a tu gato normalmente u omitir las caricias por completo.

5. Puedes repetir esta operación hasta tres veces en una misma sesión.

Conclusión

A lo largo de estas páginas se le han proporcionado algunas de las interesantes historias relacionadas con el descubrimiento de los aceites esenciales a través de sus primeros usos y cómo a menudo fue el recurso inicial para los medicamentos y los profesionales de la salud.

Hemos enumerado muchos de los males para los que se utilizan los aceites esenciales, que abarcan el bienestar físico, mental y emocional. El aroma de estos aceites afecta a nuestro sistema límbico, que está conectado a partes de nuestro cerebro que pueden influir en nuestro cuerpo y en nuestra forma de pensar.

El capítulo uno le proporcionó una lista de aceites esenciales que se consideran algunos de los aceites básicos más utilizados y son un comienzo perfecto para cualquier práctica. No necesitas tener todos los aceites y puedes empezar con solo unos cinco básicos para comenzar tu viaje. Todos tenemos diferentes necesidades que requieren diferentes aceites. Recuerda que si hay un aceite que debes tener, empieza por la lavanda. Posee muchos beneficios y es uno de los aceites más versátiles.

En cuanto a los aceites, hemos hablado de cómo elegir aceites de calidad que sean beneficiosos en contraposición a los aceites de menor calidad que pueden estar llenos de aditivos dañinos que pueden acabar perjudicándote en lugar de ayudarte. Además, te hemos dado consejos sobre cómo distinguir un aceite auténtico de uno falso.

El arte de utilizar los aceites esenciales se conoce comúnmente como aromaterapia, y mientras se describen todos los beneficios de la aromaterapia le he dado una lista de aplicaciones que puede utilizar para experimentar los beneficios de la salud holística por sí mismo. Estoy seguro de que al leer las diversas formas de experimentar la aromaterapia, ¡se te ocurrirá una o tres favoritas! La difusión es la forma más popular de utilizar los aceites, pero si necesitas llevar algo contigo al trabajo o mientras estás de viaje, un pulverizador aromático o un inhalador de aromaterapia podrían facilitar el acceso a tus aceites favoritos.

Si tienes síntomas específicos que intentas controlar, un aromaterapeuta también puede echarte una mano y hacerte algunas sugerencias para ayudarte a gestionar tu enfoque.

Siempre puedes darte un capricho en tu propia casa. Toma un baño relajante con tus mezclas caseras de sales de baño para proporcionar una experiencia calmante. Puedes seguir con tus lociones caseras que complementan tus sales de baño. Si todavía necesitas un tiempo de spa, saca ese vaporizador facial, añade algunos aceites esenciales y regala a tu piel una sesión que limpiará tus poros y revitalizará tu piel. Si haces todo esto antes de acostarte, tu sueño será largo y sin interrupciones.

Hay miles de maneras de utilizar los aceites esenciales de forma creativa, y te he proporcionado una lista junto con algunas de mis recetas favoritas para que las disfrutes.

Al igual que con cualquier medicamento o aplicación, hay algunas precauciones de seguridad que debe tomar al utilizar los aceites esenciales. Con un poco se llega muy lejos, y muchos cometen el error de entregarse a su uso sin comprobar primero las pautas básicas de seguridad. Muchos de los aceites, cuando se usan a plena potencia, pueden causar sensaciones incómodas, por lo que es importante conocer los portadores y hacer pequeñas pruebas de parches.

Por último, si tienes animales domésticos en casa, toma precauciones especiales al elegir y utilizar los aceites esenciales. No puedo dejar de recalcar lo importante que es hacer los deberes cuando se trata de usar aceites esenciales cerca de los animales. No todos los aceites esenciales son seguros para las mascotas, y algunos pueden ser seguros para su perro pero tóxicos para su gato.

En cualquier caso, los animales domésticos y el ganado también pueden disfrutar de los beneficios de los aceites esenciales. Cada vez que mi perro está estresado, busco la lavanda y le aplico solo una gota en las almohadillas de las patas para ayudarle a calmarse.

Disfruta de tu viaje en el uso y la práctica de los aceites esenciales; además de aportar fantásticas esencias y aromas calmantes, pueden suponer un gran alivio y hacerte sentir mejor física, mental, espiritual y emocionalmente.